LA MÉDICATION DIGITALIQUE

PAR

LA DIGALÈNE

(DIGITOXINE SOLUBLE CLOETTA)

ÉTUDE EXPÉRIMENTALE ET CLINIQUE

PAR LE

Docteur H. BECH

———

TRAVAIL DU LABORATOIRE DE THÉRAPEUTIQUE DE L'UNIVERSITÉ DE LYON

———

PARIS

A. POINAT, ÉDITEUR

PUBLICATIONS MÉDICALES ET SCIENTIFIQUES

12, RUE JACOB, 12

—

1907

LA MÉDICATION DIGITALIQUE

PAR

LA DIGALÈNE

(DIGITOXINE SOLUBLE CLOETTA)

LA MÉDICATION DIGITALIQUE

PAR

LA DIGALÈNE

(DIGITOXINE SOLUBLE CLOETTA)

ÉTUDE EXPÉRIMENTALE ET CLINIQUE

PAR LE

Docteur H. BECH

TRAVAIL DU LABORATOIRE DE THÉRAPEUTIQUE DE L'UNIVERSITÉ DE LYON

PARIS

A. POINAT, ÉDITEUR

PUBLICATIONS MÉDICALES ET SCIENTIFIQUES

12, RUE JACOB, 12

1907

INTRODUCTION

« La thérapeutique s'encombre à force de vouloir s'enrichir », disait, il y a un demi-siècle, Fonssagrives.

Aujourd'hui, cette réflexion s'impose encore davantage devant la véritable invasion, toujours grandissante, des produits nouveaux. Ils naissent tous entourés de l'auréole des plus belles promesses, avec la prétention de se substituer, en tout et pour tout, aux médicaments déjà connus.

A leur apparition, c'est la faveur de la nouveauté : on ne voit que leurs avantages. Il y a des médicaments à la mode; mais cette mode est éphémère : bientôt, on ne parle plus que de leurs inconvénients, et ils ne tardent pas à tomber dans l'oubli.

Nous pensons cependant que, s'il faut se garder d'un optimisme exagéré, ce serait une erreur de tomber dans l'excès contraire et de rejeter d'emblée, par simple parti-pris, tous les nouveaux remèdes.

L'antipyrine, la digitale, l'opium... par exemple occupent dans la thérapeutique une place si importante et si méritée, qu'on ne saurait songer à les remplacer définitivement; mais aucun de ces produits n'étant toujours parfait, il est logique d'admettre à côté d'eux d'autres médicaments ayant des propriétés analogues ou se présentant sous une forme meilleure et trouvant leurs indications dans les cas où la médication usuelle ne peut être employée.

C'est avec cette idée directrice que nous avons entrepris nos recherches sur un nouveau glycoside extrait des feuilles de digitale par le professeur Cloetta, de Zurich, et dénommé par lui « *digitoxine soluble ou digalène* ».

Ce n'est donc pas à proprement parler un médicament nouveau, mais plutôt une forme nouvelle de la médication digitalique ; nous en diviserons l'étude en sept chapitres :

I. — *Historique.*
II. — *Etude chimique.*
III. — *Etude expérimentale.*
IV. — *Observations.*
V. — *Etude clinique.*
VI. — *Indications thérapeutiques.*
VII. — *Modes d'administration et posologie.*
Conclusions.

LA MÉDICATION DIGITALIQUE

PAR

LA DIGALÈNE

(DIGITOXINE SOLUBLE CLOETTA)

CHAPITRE PREMIER

HISTORIQUE

« La digitale est et restera le grand remède du cœur, » a dit Huchard, en nous entraînant bien loin de cette exclamation ancienne de Haller : *Nobis ignata, mihi suspecta digitalis*. L'histoire de la digitale a fait, depuis, bien du chemin.

Pourtant, si de nos jours, tout le monde reconnaît à la digitale ses précieuses qualités et sa haute valeur thérapeutique, il n'est personne qui n'ait déploré l'inconstance regrettable de ses effets.

Comment en serait-il autrement ?

Sans insister longuement ici sur les causes de variabilité de composition de la digitale, nous croyons néanmoins utile de les rappeler.

« La plante, dit Huchard, possède des propriétés fort diverses suivant les pays où elle est récoltée. Ainsi, Lauder Brunton fait remarquer que les digitales d'Ecosse, d'Angleterre et d'Amérique contiennent des quantités différentes de principes actifs et qu'il en est de même pour le chanvre indien et pour d'autres plantes jouissant de propriétés très différentes suivant les climats. J'ai pu voir dans les Vosges comme dans le Morvan, à quelques centaines de mètres de distance, des digitales possédant une action variable en raison de leur exposition différente aux rayons solaires et aussi du terrain sur lequel elles puisent leur nourriture. »

Comme le dit Germain Sée, « l'activité de la plante est exposée à tant de modifications en teneur de principes actifs que, dans les préparations galéniques, il peut se rencontrer dans une étonnante promiscuité un plus ou moins grand nombre de substances actives, qui selon la variété, la provenance, l'habitat de la plante mère, selon le mode de préparation, selon l'officine et d'autres contingences encore, seraient capables de varier, de la toxicité extrême, au zéro d'action. »

Il y a encore une autre cause d'erreur. Certaines feuilles de plantes ont une telle similitude avec celles de la digitale qu'il peut être impossible à l'œil le plus exercé de les reconnaître. Comment ne pas se tromper, par exemple, entre les feuilles de la *digitalis purpurea* et celles de la *coniza squarrosa* de la famille des composées, surtout lorsqu'il s'agit de feuilles sèches et concassées.

Aussi, devant de telles constatations, a-t-on cherché depuis longtemps à isoler des feuilles de la digitale le ou les principes actifs qu'elle contenait, pour les employer en thérapeutique en remplacement des préparations galéniques, trop variables dans leur composition et dans leur action.

Comme l'a dit Yvon à la Société de thérapeutique, « la pharmacie galénique a vécu ; tout le passé disparaît devant l'emploi du principe actif bien défini, toujours identique à lui-même, facile à doser et plus constant dans son action. » — Cette évolution était fatale et logique.

Les premiers essais d'analyse immédiate ont été tentés en 1820, par Pancquy, pharmacien à Amiens. Puis vinrent les recherches de Leroyer (1824), de Nicolle (1830), de Lancelot (1834).

Mais, c'est d'Homolle et Quevenne (1844) que datent nos premières connaissances précises relatives aux principes actifs de la digitale. Leur digitaline n'était, d'ailleurs, qu'une substance impure, mélange en proportions variables des différents principes actifs.

En réalité, c'est à Nativelle que revient l'honneur d'avoir extrait le premier, en 1868, une digitaline nettement caractérisée et d'une pureté très grande. A côté de cette digitaline, cristallisée, soluble dans le chloroforme, il signalait la présence de digitaléine et de digitine: l'une et l'autre solubles dans l'eau, insolubles dans le chloroforme.

Cependant les chimistes ne s'en tiennent pas à la belle découverte de Nativelle, et Schmiedeberg (1874) reprend avec opiniâtreté l'analyse immédiate de la digitale. Ses travaux sont restés longtemps classiques.

Il admet la présence dans les feuilles de digitale de quatre principes importants, se différenciant par leurs caractères de solubilité dans l'eau et le chloroforme:

I. Corps insolubles dans l'eau.

. *a)* Digitaline, peu soluble dans le chloroforme.

b) Digitoxine, très soluble dans le chloroforme.

II. Corps solubles dans l'eau.

a) Digitaléine, insoluble dans le chloroforme.

b) Digitonine,   —   —

Mais en 1891, Kiliani vient ajouter ses recherches aux précédentes, en donnant des noms nouveaux à des corps déjà connus tout en simplifiant néanmoins l'analyse, puisqu'il n'admet plus que trois principes immédiats.

I. Corps insoluble dans l'eau.

Soluble dans le chloroforme : Digitoxine.

II. Corps solubles dans l'eau.

Insolubles dans le chloroforme: Digitonine; Digitalinum verum.

Pour lui la digitaline de Schmiedeberg n'est qu'un mélange de digitaline vraie et de digitoxine. Ainsi la multiplication des produits va croissant avec l'équivoque des noms.

Pourtant devant cette multitude de glycosides nouveaux, les cliniciens ne sont pas encore satisfaits.

Déjà en 1855, Soubeiran déclarait que les différents principes actifs préparés par les chimistes ne lui semblaient pas supérieurs ni même égaux aux préparations galéniques.

Le jugement de Soubeiran a été confirmé par les deux grands pharmacologistes Nothnagel et Rossbach: « En somme, disent-ils, nous arrivons à ce résultat vraiment surprenant qu'étant enfin parvenu à obtenir à l'état de pureté les principes actifs de la digitale, nous en sommes encore réduits à conseiller l'usage de la plante mère ».

Dans ces derniers temps, les expériences de Fr. Franck sur l'action physiologique de la digitale ont établi d'une façon indiscutable que l'infusion de feuilles constitue une forme galénique dont l'action thérapeutique est de 9 à 12 fois plus intense que celle qui correspond à la quantité de glycosides renfermée dans le même poids de poudre de feuilles.

Il y aurait ainsi dans les feuilles de digitale, une substance particulièrement active, jusque-là non isolée.

Pour Pouchet et Houdas, cette substance serait analogue à ces toxines végétales telles que l'ouabaïne retirée par Arnault de l'Acokantera Ouabaïo (Apocynées) et qui par sa toxicité redoutable se rapproche des toxines microbiennes.

Pour Cloetta, au contraire, cette action si énergique de l'infusion de poudres de feuilles serait due à la présence d'un nouveau glycoside qu'il a réussi à obtenir à l'état de pureté en 1904, et qu'il a appelée la *Digitoxine soluble*.

D'après ce chimiste, ce serait un corps identique à la digitaline, mais obtenu par des procédés d'extraction qui permettraient de le retirer tel qu'il se trouve dans la plante mère et non pas modifié par les nombreuses manipulations nécessitées par les procédés anciens d'obtention.

CHAPITRE II

ÉTUDE CHIMIQUE

Comme nous venons de le voir dans le chapitre précédent, bien que la composition de la digitale ait été depuis un siècle surtout l'objet d'un nombre considérable de recherches ayant donné lieu à de remarquables travaux, l'accord des chimistes est loin d'être complet lorsqu'il s'agit de distinguer ses principes immédiats, tour à tour désignés par des appellations diverses.

Si l'on veut mettre un peu d'ordre dans la question, il faut s'en rapporter à une nomenclature unique, et nous essaierons de montrer qu'au milieu de cette multitude de noms différents ce sont, le plus souvent, des produits identiques que l'on a étudiés, et qu'ils ne se distinguent les uns des autres que par une pureté plus ou moins grande, due à des procédés d'extraction plus ou moins perfectionnés.

Mais débarrassons-nous, tout d'abord, de cette foule de corps secondaires que l'on rencontre en quantité très variable dans la digitale, substances dont l'étude pharmacodynamique est encore à faire et dont l'emploi ne mérite pas de trouver place dans la thérapeutique.

Ainsi, nous ne ferons que nommer, pour être complet,

ces glycosides décrits sous le nom de digitine, digitalose, digitalide, ainsi que les acides digitalique et antirrhinique, dont le rôle est encore bien obscur. Enfin, à côté d'eux, c'est toute l'échelle des composés organiques qui se rencontrent dans la plupart des végétaux: l'amidon, des huiles, la chlorophylle, l'inosite, etc.

Passons, maintenant, aux seuls principes immédiats qui nous intéressent; pour en faciliter l'étude, nous les grouperons en deux grandes classes:

1° Corps insolubles dans le chloroforme;

2° Corps solubles dans le chloroforme.

1° Corps insolubles dans le chloroforme.

Cette classe comprend des corps dont l'insolubilité dans le chloroforme est presque absolue, tandis qu'ils sont tous plus ou moins solubles dans l'eau.

L'ensemble de ces deux propriétés est la caractéristique de cette classe.

Elle se subdivise en deux groupes, qui sont de véritables chefs de file pour les glycosides énumérés plus haut.

A. Digitonine.

B. Digitaléine.

Digitonine: C'est une saponine, présentant de très étroites analogies avec celle que l'on peut extraire du bois de panama.

Corps amorphe, elle est soluble dans l'eau; insoluble dans l'alcool et le chloroforme.

Qu'elle le doive à sa nature propre ou encore à la technique compliquée de son extraction, toujours est-il que la digitonine est à peu près inactive au point de vue physiologique et la question de son emploi en thérapeutique ne s'est jamais posée.

Digitaléine : C'est un glycoside, tout le monde l'admet, mais les nombreux auteurs qui l'ont étudiée ont employé pour leurs recherches des substances dont la pureté chimique était loin d'être parfaite, si bien qu'en présence de réactions différentes, ils ont cru découvrir des principes nouveaux auxquels ils s'empressèrent de donner des appellations nouvelles.

En réalité, il est démontré aujourd'hui que la digitaléine de Schmiedeberg et la digitaline vraie de Kiliani désignent le même glycoside, et que la digitaline non chloroformique d'Homolle et Quevenne n'est qu'un mélange complexe de plusieurs substances parmi lesquelles se trouve précisément en grande quantité la digitaléine.

Comme la digitonine, elle se présente à l'état amorphe ; elle est soluble dans l'eau, insoluble dans le chloroforme.

Toutefois, à l'inverse de la digitonine, elle est facilement soluble dans l'alcool.

2° Corps solubles dans le chloroforme.

C'est là leur caractère essentiel ; en même temps, ils sont peu ou pas solubles dans l'eau.

Mais avant de commencer leur étude, nous avons un problème important à résoudre : la digitaline française et la digitoxine allemande sont-ils des corps différents ou des corps identiques ?

La théorie dualiste fut pendant longtemps en honneur et mutuellement les chimistes français et étrangers se sont accusés de se servir de produits impurs, dont les effets étaient inconstants, dont la toxicité était dangereuse.

Ainsi, pour Bardet, la digitoxine est un corps complexe, contenant de 35 à 55 p. 100 de digitaline cristallisée. Il lui refuse le titre de principe défini.

Houdas, de son côté, prétend que la digitoxine n'est pas un produit de composition constante et définie, mais un mélange de digitaline cristallisée de Nativelle et d'un principe non encore isolé, analogue ou identique à la strophantine, à l'ouabaïne ou à la tanghinine. C'est une digitaline impure.

De même, pour Fr. Franck, la digitoxine est un mélange d'activité variable.

Pendant ce temps, à l'étranger, l'opinion contraire à cours. La digitoxine, dit Keller, est le seul glycoside de la digitale ayant des propriétés médicinales : elle constitue la plus grande partie de la digitaline de Nativelle, qui est une digitoxine impure. En 1894, Masius déclare à son tour, à l'académie de Belgique, que la digitoxine est une substance nettement définie et dont l'action est en tous points semblable à celle de la digitale ; elle présente, dit-il, une supériorité sur toutes les digitalines du commerce, composition constante, facile administration, grande activité. Solomon prétend de même que de tous les glycosides de la digitale, la digitoxine est le mieux défini, le plus constant dans sa composition et dans ses effets thérapeutiques.

Ainsi d'un côté, avec Bardet, Houdas, F. Franck, la

digitaline est parfaite et la digitoxine n'est rien ; de l'autre avec Keller, Masius, Solomon, la digitoxine est tout, et la digitaline n'est qu'un produit impur.

Au premier abord, il y a un abîme entre des opinions aussi tranchées; en réalité, l'abîme s'est comblé peu à peu.

Comme pour la digitaléine, le désaccord provient de la pureté différente des produits qui ont été étudiés par les divers auteurs, à une époque où les procédés d'extraction n'avaient pas encore dit leur dernier mot. Aujourd'hui, où de part et d'autre on a obtenu des substances d'une pureté parfaite, la théorie dualiste a vécu.

Pour Ecalle, en effet, la digitaline de Nativelle est identique à la digitoxine de Schmiedeberg et de Kiliani. De même, Lauder Brunton, au xiiie congrès de médecine, a prétendu que l'identification de la digitaline cristallisée française et de la digitoxine était aujourd'hui certaine. Enfin, Pouchet s'exprime ainsi : « L'identité existant entre les digitoxines allemandes et les digitalines chloroformiques françaises ne peut plus actuellement faire de doute ».

C'est la théorie uniciste qui l'emporte. La digitaline et la digitoxine ne sont qu'un seul et même corps. C'est un glycoside, répondant à la formule $C^{28}H^{46}O^{10}$, fixée par Kiliani.

Complètement soluble dans le chloroforme, la digitaline est en même temps insoluble dans l'eau, qui ne contracte aucune amertume, même après ébullition.

Elle est peu soluble dans l'alcool, tout au moins à froid.

La digitaline présente, de plus, un certain nombre de réactions chimiques importantes.

Traitée par l'acide sulfurique, en présence de sulfate ferrique, elle brunit d'abord, puis fournit une solution de couleur rouge-brun sale. C'est la réaction de Kiliani.

Si dans de la digitaline en solution acétique on ajoute une goutte de perchlorure de fer et si l'on verse ensuite avec précaution de l'acide sulfurique concentré pur, de façon à superposer les couches liquides, on voit apparaître à la surface de séparation, une zone sombre que surmonte un anneau de couleur bleu foncé. C'est ce que l'on appelle la réaction de Keller (1).

Enfin, si à une solution de digitaline on ajoute un mélange, à parties égales, d'acide sulfurique et d'alcool et si l'on chauffe au bain marie, on voit apparaître bientôt une teinte jaunâtre. A ce moment, si on ajoute une goutte de perchlorure de fer très dilué, on obtient une magnifique coloration bleu verdâtre où le bleu prédomine. C'est la réaction de Lafon.

Au point de vue de l'état physique, il faut diviser les digitalines ou digitoxines en deux groupes :

Digitalines cristallisées.

Digitalines amorphes.

Digitalines cristallisées : Ce sont des prismes d'aspect nacré et chatoyant. Il y en a plusieurs marques dans le commerce. Préparées à l'état de pureté parfaite, ce seraient des substances évidemment identiques. Telles sont les digitalines de Nativelle, de Mialhe, d'Adrian; les digitoxines de Schmiedeberg, de Kiliani, de Merck.

Digitalines amorphes : Ce sont des corps blanchâtres, ayant absolument les mêmes propriétés et les mêmes

______

(1) BARRAL : *Précis d'analyse chimique quantitative*, page 840.

caractères que les digitalines cristallisées, sauf leur état physique. Il n'en existe que deux habituellement employées : la digitaline amorphe chloroformique du Codex et la digitaline amorphe choroformique d'Homolle et Quevenne.

Pendant longtemps on a prétendu que ces digitalines étaient bien inférieures aux digitalines cristallisées. En réalité, comme le dit Pouchet, le fait qu'une digitaline est soluble dans le chloroforme montre que cette digitaline est pure et très active au point de vue thérapeutique et par conséquent l'appellation de digitaline chloroformique, qu'elle s'applique à la digitaline susceptible de cristalliser ou à celle qui est amorphe, répond toujours à une digitaline sur l'efficacité de laquelle on peut compter et qui se conduira toujours de la même façon, dans les mêmes conditions d'emploi.

D'ailleurs, d'après les recherches très récentes de M. Adrian, les formes amorphes et cristallisées de la digitaline ne constituent que deux variétés d'un même produit. Ces deux formes pourraient passer de l'une à l'autre sous l'action de certains agents physiques : air, lumière, humidité.

Quelle place occupe la digitoxine de Cloetta dans cette classification ?

Sa composition chimique est complètement identique à celle de la digitoxine de Schmiedeberg et de Kiliani. Les analyses qui en ont été faites le prouvent.

En effet, l'analyse élémentaire de la poudre, séchée à l'abri de l'air, a donné :

0.1548 gr. de substance = 0.3525 gr. de CO_2, correspondant à 62.10 p. 100 de C, et 0.1153 gr. de H_2O, correspondant à 8.33 p. 100 de H.

Kiliani, pour la digitoxine à l'état de cristaux hydratés, a trouvé: 61.78 à 62.06 p. 100 de C, et 8.43 à 8.61 p. 100 de H.

Si la préparation est séchée 48 heures dans le vide à 70°, on obtient avec:

0.1363 gr. de digitoxine soluble = 0.3150 gr. de CO_2, correspondant à 63.02 p. 100 de C, et 0.1145 gr. de H_2O, correspondant à 8.32 p. 100 de H.

Kiliani, pour les cristaux anhydres de digitoxine cristallisée, a trouvé:

63.14 p. 100 de C, et 8.63 p. 100 de H.

Et Schmiedeberg, pour son échantillon également anhydre, a trouvé:

63.60 p. 100 de C, et 8.50 p. 100 de H.

Il ne peut donc subsister aucun doute; il s'agit bien d'une même composition centésimale. D'ailleurs la digitoxine solube de Cloetta présente toutes les propriétés que nous avons indiquées plus haut.

Elle est complètement soluble dans le chloroforme et dans l'alcool.

Elle présente les réactions de Kiliani, de Lafon, et celle presque caractéristique de Keller.

Mais à quel groupe appartient-elle?

C'est un corps blanc, amorphe. Sa place est donc marquée à côté de la digitaline amorphe du Codex. Cependant, tout en étant de composition chimique identique, elle se sépare sur un point des autres digitalines ou digitoxines, car elle est soluble dans l'eau en présence de faibles doses d'alcool ou de glycérine.

Si, par exemple, on dissout avec l'aide de la chaleur 0.01 gr. de digitoxine cristallisée, et 0.01 gr. de digitoxine Cloetta, dans un mélange d'alcool: 1 cc., de glycérine: 2 cc., et d'eau : 3 cc., la digitoxine cristallisée se dépose déjà au bout de trente minutes, tandis que l'autre solution demeure complètement limpide.

Cette solubilité ne tient pas à la présence de substances étrangères, car par dessication on obtient une substance qui se dissout intégralement dans le chloroforme et que l'étude expérimentale a toujours montrée être identique à la digitoxine cristallisée.

C'est donc bien à une digitoxine absolument pure que nous avons affaire.

Devant cette propriété étonnante de la solubilité dans l'eau de sa digitoxine, Cloetta s'est demandé à quoi cela pouvait bien être imputé.

Tout d'abord on pouvait supposer qu'il s'agissait d'une modification colloïdale. Il exécuta alors les expériences de dialyse suivantes: 12 mg. de digitoxine soluble furent dissous dans un mélange de une partie de glycérine pour trois parties d'eau, et dialysés à travers une membrane de parchemin en présence du même mélange liquide. Au bout de 24 heures, les deux solutions montrèrent par l'analyse la même teneur en digitoxine.

La même expérience ayant été faite avec de la digitoxine cristallisée dans une solution à une partie d'alcool pour trois parties de glycérine, au bout de 24 heures on ne put encore déceler aucune trace de digitoxine dans la liqueur dialysée. Au bout de 72 heures, un quart environ de la solution était à peine passée à la dialyse.

Il ne pouvait donc pas s'agir d'état colloïdal, puisque au contraire la digitoxine amorphe était plus diffusible que la digitoxine cristallisée.

La composition élémentaire étant la même, Cloetta eut alors l'idée de déterminer le poids moléculaire. Il a trouvé par la méthode ébullioscopique et par la méthode cryoscopique, un nombre de 552 pour la digitoxine cristallisée, ce qui correspond très bien à la formule donnée par Kiliani, $C^{28}H^{46}O^{10}$.

Par contre, pour la digitoxine amorphe soluble, il a trouvé 274, c'est-à-dire juste la moitié. Le professeur Winterstein, de l'école polytechnique de Zurich, a obtenu les mêmes résultats. La formule de la digitoxine amorphe est donc $C^{14}H^{23}O^{5}$.

Cloetta en a conclu que la formule primordiale de la digitoxine cristallisée devait être aussi $C^{14}H^{23}O^{5}$, et que, dans la cristallisation, deux molécules se soudaient l'une à l'autre.

Si cette conception est exacte, on doit obtenir par le passage de l'un à l'autre état, un changement correspondant dans le poids moléculaire.

Pour le vérifier, Cloetta fit passer de la digitoxine cristallisée à l'état amorphe par précipitation, et la détermination du point d'ébullition en solution chloroformique lui donna un poids moléculaire de 287. C'était une confirmation complète de son hypothèse, car les limites d'erreur dans les déterminations des poids moléculaires peuvent aller jusqu'à 5 p. 100.

Est-ce là l'origine de cette solubilité dans l'eau que présente la digitoxine amorphe ?

Comme le fait remarquer le professeur Cloetta, c'est une chose difficile à affirmer; mais il faut se rappeler qu'au point de vue chimique, un polymère inférieur d'un corps donné présente d'ordinaire une solubilité plus grande que ce corps lui-même, la condensation des molécules diminuant en général leur solubilité aqueuse.

C'est ainsi que le méthanal ou aldéhyde formique CH^2O est soluble dans l'eau (formol), mais son trimère, le trioxyméthylène $(CH^2O)^3$, et plus généralement ses polymères $CH^2O)^n$, sont insolubles dans ce véhicule.

L'éthanal ou aldéhyde éthylique $CH^3-CH:O$ est soluble en toutes proportions dans l'eau. Mais son trimère, la paraldéhyde, n'est soluble que dans huit à neuf fois son poids d'eau; et un autre trimère, le métaldéhyde, probablement stéréo-isomère de la paraldéhyde, est insoluble.

On peut donc admettre que la digitoxine amorphe doit une partie tout au moins de sa solubilité au poids moins élevé de sa molécule.

Enfin, on peut encore admettre dans la constitution de la formule un groupement particulier des corps simples, différent de celui qui existe dans la molécule cristallisée.

La digitoxine de Cloetta existe dans le commerce sous le nom de *digalène*. Elle est en solution aqueuse en présence de 5 p. 100 d'alcool et de 25 p. 100 de glycérine (1), ce qui permet une solubilité plus grande dans l'eau. Elle est titrée de la façon suivante : 1 cc. = 0 mg. 3 du principe actif.

Nous résumerons ce qui précède dans le tableau suivant :

(1) La digitaline cristallisée en solution au millième est formulée ainsi :

Digitaline cristallisée.	1 gr.
Glycérine de D : 1,25.	333 cc.
Eau	146 cc.
Alcool à 95°.	Q. S. pour 100 cc. (Codex).

COMPOSITION DE LA DIGITALE

A. — Principes importants

1° Corps insolubles dans le chloroforme :

a) Digitonine.

b) Digitaléine.
{ Digitaline non chloroformique d'Homolle et Quevenne.

Digitalinum verum de Kiliani.

2° Corps solubles dans le chloroforme :

a) Cristallisés.
{ Digitaline du Codex, de Nativelle, de Mialhe, d'Adrian.

Digitoxine de Merck.

b) Amorphes.
{ Insolubles dans l'eau :
Digitaline am. chlorof. d'Homolle et Quevenne.
Digit. am. chlorof. du Codex.
Soluble dans l'eau :
Digitoxine amorphe de Cloetta.

B. — Principes secondaires

Glycosides : digitine, digitalose, digitalide.
Acides : digitalique, antirrhinique, digitaléique, tannique.
Inosite, amidon, sucre.
Albuminoïdes, mucilages, huiles volatiles.
Chlorophylle.
Sels minéraux (potasse).

CHAPITRE III

ÉTUDE EXPÉRIMENTALE

Dans ces recherches, nous avons toujours eu pour but de comparer la digalène à la digitale, notant avec soin les caractères qui leur étaient communs et ceux qui leur étaient propres.

Nous étudierons successivement l'absorption, l'action locale, l'action physiologique, l'élimination, l'accumulation, l'équivalence thérapeutique et la toxicité.

1° Absorption et Action locale.

La digitoxine soluble Cloetta est absorbable par toutes les voies, et cette absorption est rapide.

Lorsqu'on injecte sous la peau d'un animal une solution de digitaline, on voit toujours se manifester à l'endroit de l'injection de la rougeur, de la douleur, et dans la plupart des cas, au bout de quelques jours, on constate de la mortification des tissus ou même la formation d'abcès à pus stérile.

A ce point de vue, la digitaline se rapproche beaucoup des saponines et la saponine de la digitale, la digitaléine détermine des effets analogues d'une intensité encore plus considérable.

La digalène, au contraire, possède des propriétés irritantes beaucoup plus atténuées, et son emploi en injections sous-cutanées ne produit aucune réaction inflammatoire.

Les animaux en expériences, à qui furent faites des injections hypodermiques, manifestèrent nettement une sensation douloureuse légère ; mais on n'a jamais observé d'accident au niveau de la piqûre et la nodosité qu'elle provoque parfois disparaît rapidement sans laisser de trace.

Par la voie sous-cutanée l'absorption de la digalène est rapide, et généralement un quart d'heure après l'injection, une action physiologique nette se manifeste (voir expérience V).

Cette action faiblement irritante de la digalène a surtout été mise en évidence par les nombreuses injections intra-veineuses qui ont été faites tant sur le lapin que sur le chien.

A aucun moment il ne s'est produit de coagulation due à l'introduction dans les veines de la solution de digitoxine soluble, jamais il ne s'est formé de thrombose au point d'injection.

Par cette voie l'absorption est immédiate et les effets physiologiques de la digalène apparaissent quelques secondes à peine après l'injection (expér. IV, VI et VII).

La voie gastrique n'a pas été employée au point de vue expérimental, mais il est évident que l'action sur les muqueuses doit être analogue à celle produite sur le tissu cellulaire sous-cutané, et que la digalène grâce à sa solubilité dans l'eau doit diffuser rapidement dans le suc gastrique et n'exercer qu'une action locale insignifiante.

Cette propriété de la digalène est très importante, car elle a permis d'employer sur le malade la voie hypodermique ou intra-veineuse sans aucun accident; mais elle permet aussi de répondre à une objection que l'on pourrait faire : « La digalène n'est qu'un mélange de digitaline, de digitaléine et de digitonine, d'où sa solubilité. » Etant donné son état amorphe, l'hypothèse d'un mélange était soutenable; mais devant ce fait que la digitaline aussi bien que la digitaléine et la digitonine exercent une action irritante extrêmement intense, l'hypothèse d'un tel mélange tombe d'elle-même.

2° Action physiologique.

Les trois actions principales de la digitale sont celles qu'elle exerce sur le fonctionnement du cœur, sur la circulation artérielle et sur la sécrétion urinaire. Mais au point de vue expérimental, la recherche de l'action diurétique est trop délicate, aussi l'avons-nous laissée de côté.

A. — Action sur le cœur.

Pour cette étude nous avons opéré surtout sur le cœur de la grenouille. Nous avons fait deux séries d'expériences : dans la première nous avons étudié l'action de la digalène injectée sous la peau et, dans la seconde, nous avons déposé directement la solution sur le cœur de l'animal.

Injection sous-cutanée du médicament. — Après injection de 1 cmc de digalène dans le sac lymphatique dorsal, on voit nettement au bout de quelques minutes un ralentissement du cœur. En même temps les contractions sont plus énergiques.

Dans la diastole, le ventricule paraît se distendre davantage et se remplir d'une plus grande quantité de sang; dans la systole, au contraire, il devient plus pâle, plus exsangue que d'ordinaire, tout en se contracturant d'une façon plus intense. L'action est de plus en plus manifeste à mesure que se prolonge l'expérience.

EXPERIENCE I

Grenouille, 40 grammes. Injection de 1 cc. de digalène dans le sac lymphatique dorsal.

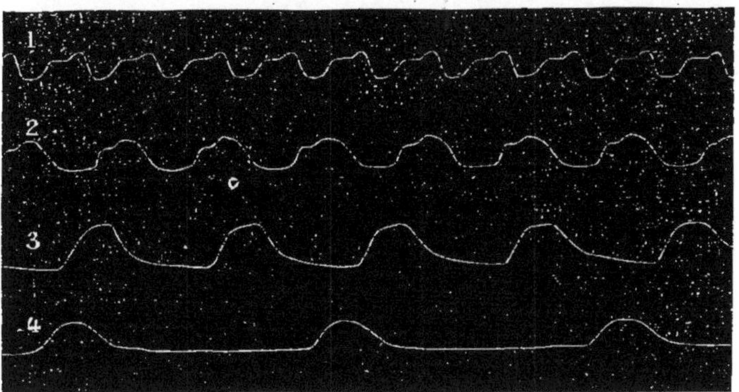

1. — *Cœur normal* : 38 battements à la minute.

2. — *Un quart d'heure après l'injection* : ralentissement très net: 28 battements.

3. — *Une demi-heure après:* ralentissement de plus en plus marqué : 21 battements.

4. — *Une heure après* : bradycardie considérable: 12 battements.

Au début de l'expérience, l'action toni-cardiaque apparaît nettement dans la grande amplitude du tracé qui indique une

augmentation de puissance des ventricules ralentis, qui doivent agir sur une masse de sang plus considérable, accumu-
lée pendant la diastole prolongée.

EXPÉRIENCE II

Grenouille, 35 grammes. Injection de 1 c.c. sous la peau
de la cuisse.

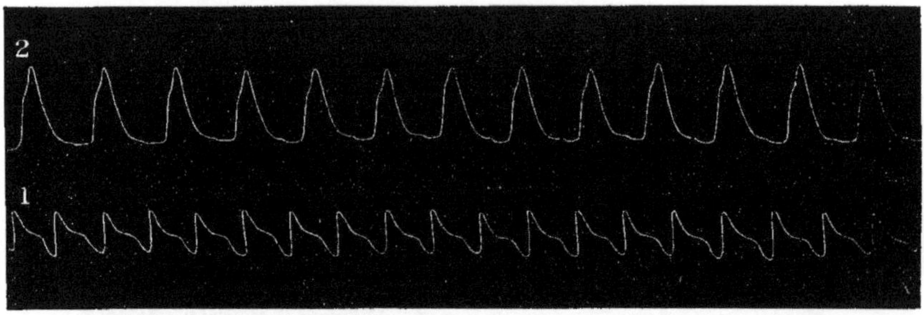

1. — *Cœur normal.*
2. — *Un quart d'heure après l'injection :* ralentissement
marqué; augmentation de l'énergie ventriculaire.

Il est inutile de multiplier ici ces expériences. Elles
confirment toutes cette double action de la digalène.

1° Elle ralentit les battements du cœur.

2° Elle renforce l'énergie des contractions.

Action directe sur le cœur. — On observe les mêmes
phénomènes que par la voie sous-cutanée.

EXPÉRIENCE III

Grenouille, 42 grammes. On verse sur le cœur mis à nu et
parfaitement isolé, une goutte de digalène toutes les trois
minutes.

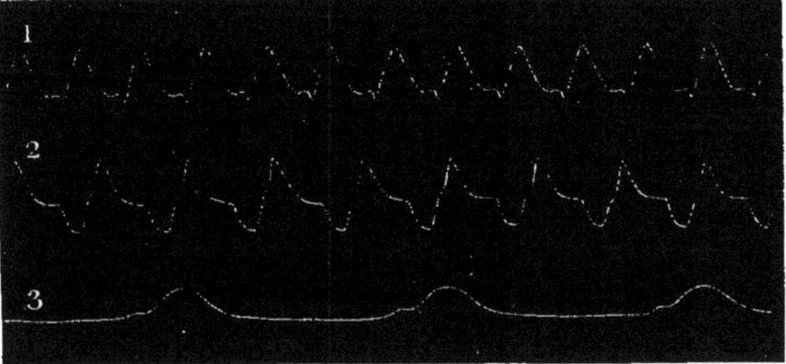

1. — *Cœur normal* : 40 battements à la minute.

2. — *12 minutes après le début de l'expérience*, IV gouttes : énergie ventriculaire très nettement augmentée; le ralentissement est moins net : 32 battements.

3. — *24 minutes après*, VIII gouttes: les contractions sont moins énergiques. Allongement de la systole et de la diastole. Ralentissement très marqué : 16 battements.

C'est une confirmation pure et simple de ce qui précède: l'action seule est plus rapide et avec des doses plus faibles.

B. — Action sur les vaisseaux.

Il faut l'étudier à un triple point de vue: la fréquence du pouls, la tension sanguine, la vaso-constriction.

La digalène ,comme la digitaline, possède une action vaso-constrictive très manifeste. Il est facile de le démontrer chez la grenouille. A l'état normal, la membrane natatoire, étalée sous le microscope, présente une circulation libre et régulière.

Si l'on injecte 1 cc. de digalène dans le sac lympathique dorsal, on voit bientôt les parois des artérioles et des capillaires artériels devenir le siège de mouvements alternatifs très distincts de systole et de diastole. Les parois se rapprochent par une série de petits mouvements saccadés, comme convulsifs, et restent quelque temps en état très apparent de contraction, au point de réduire du tiers ou de la moitié la lumière des capillaires artériels.

Les capillaires veineux ne présentent rien de semblable et leur perméabilité reste la même.

Sur des artérioles, avec des doses un peu fortes de digalène, on voit les mouvements de systole s'exagérer, ceux de diastole devenir moins fréquents, et, finalement, le vaisseau se resserrer tellement que ses parois finissent par rester comme accolées l'une à l'autre ; les globules n'y circulent qu'en petit nombre.

L'action vaso-constrictive de la digitaline se montre donc avec la digalène jusque dans ses détails.

Cette vaso-constriction périphérique, jointe à l'énergie plus grande des contractions cardiaques, explique les modifications de la pression sanguine après l'administration de digitoxine soluble.

Presque instantanément après une injection intra-veineuse, quelques minutes à peine après une injection sous-cutanée, la pression sanguine se relève d'une façon manifeste, et peut atteindre une augmentation de 2 à 4 cm. de mercure.

En même temps, le pouls diminue de fréquence et se régularise.

EXPERIENCE IV (personnelle)

Chien, 7 kil. 200. On prend la pression sanguine dans la

carotide. Injection dans la veine fémorale de 10 cc. de diga
lène.

Immédiatement après l'injection, comme le montre clairément le tracé, la pression s'élève.

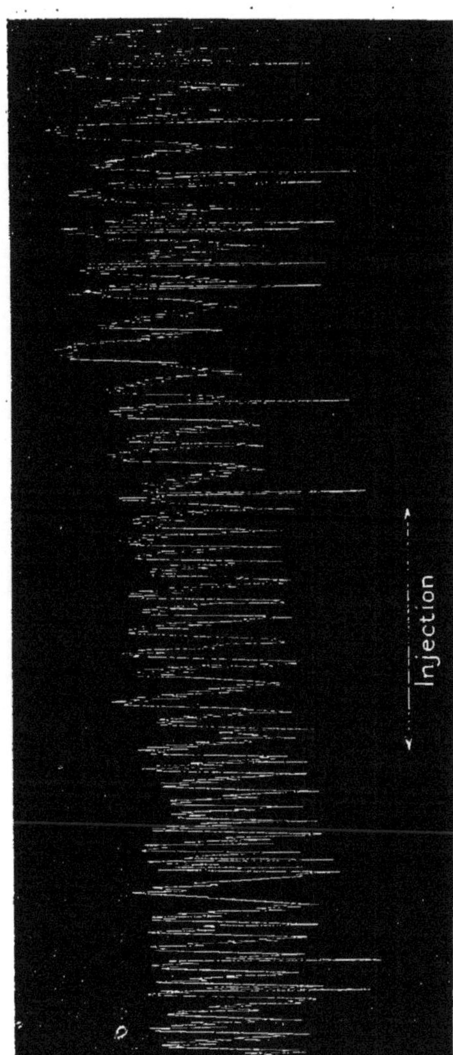

EXPERIENCE V (Mayet)

Chien, 7 kil. 600. Injection de 1 cc. de digalène sous la peau de la cuisse.

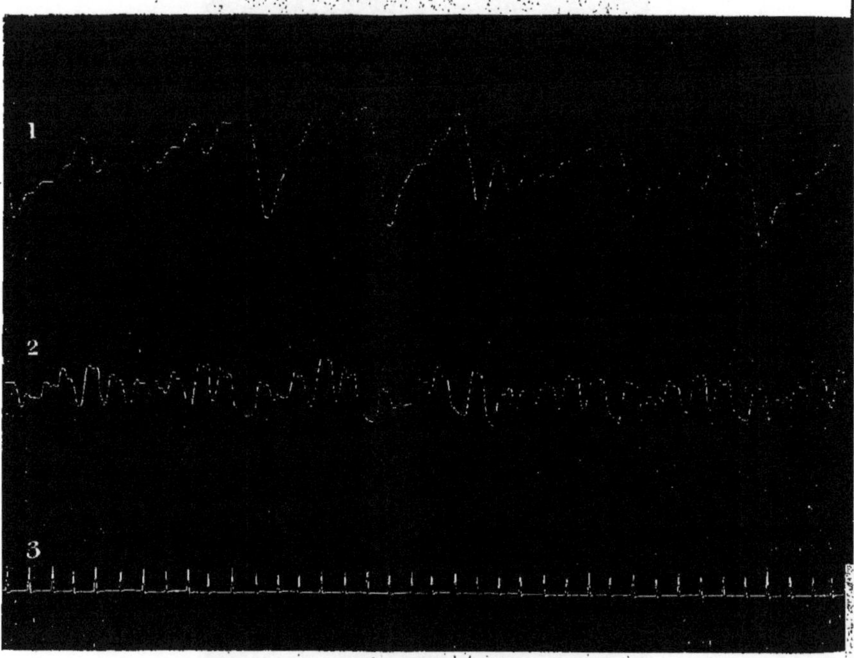

1. Pression dans la carotide.
2. Battements du cœur.
3. Temps (demi-seconde).

État normal : en 20 secondes, 37 battements cardiaques
Pouls très irrégulier.
Pression sanguine : 120 à 150 mm. Hg.

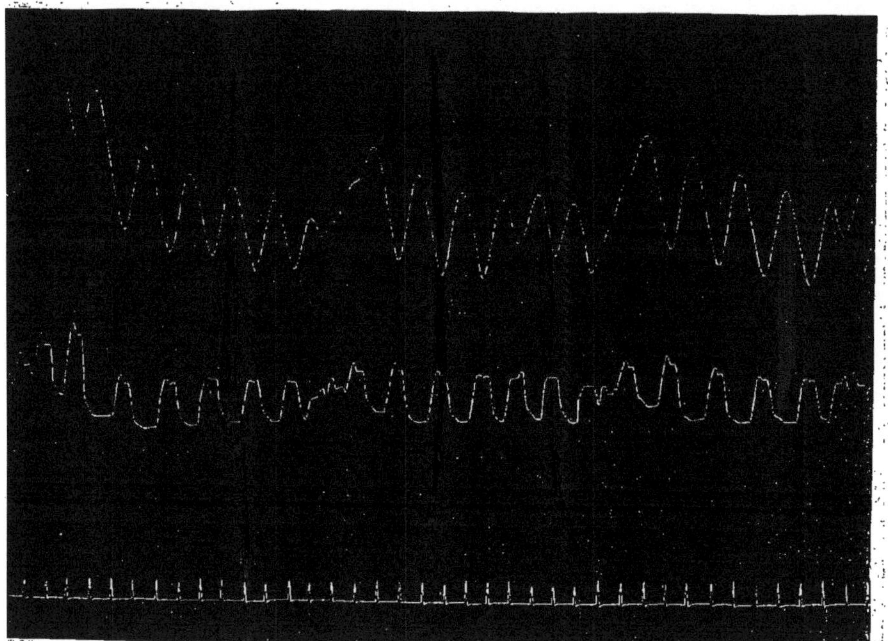

Un quart d'heure après l'injection : en 20 secondes, 26 battements cardiaques.

Le pouls est plus régulier.

La pression sanguine est peu modifiée: 110 à 130 mm. Hg.

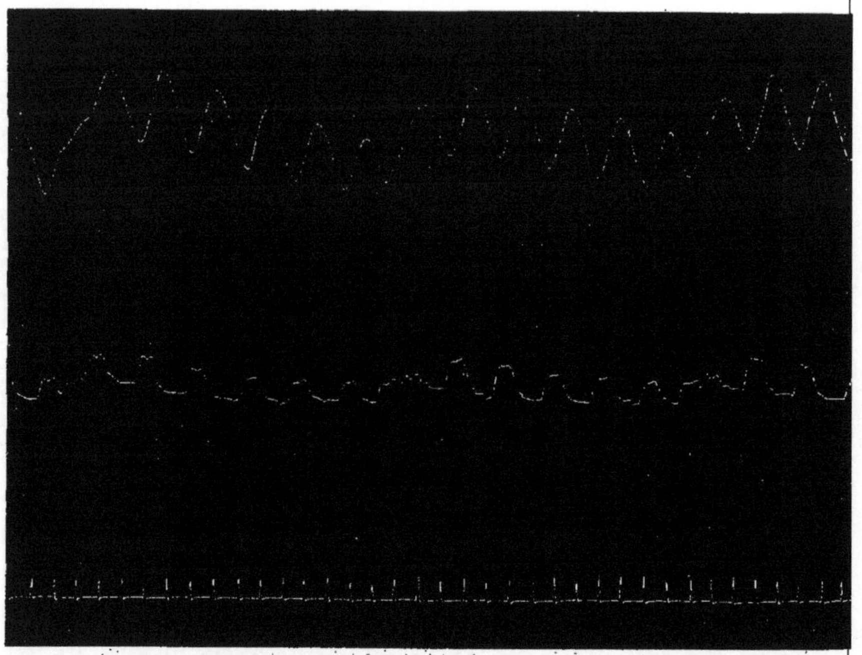

40 minutes après : en 20 secondes, 21 battements cardiaques.

Le pouls est très régulier.

La pression est élevée: 140 à 170 mm. Hg.

EXPERIENCE VI (Koppe)

Chat, 2 kil. 600. Injection intraveineuse de 2 cc. de diga-
lène.
Etat normal : 40 pulsations en 10 secondes.
Pression sanguine : de 150 à 160 mm. Hg.
10 minutes après : 31 pulsations en 10 secondes.
Pression dans la carotide : 180 mm. Hg.
30 minutes après : 30 pulsations.
Pression : 187 mm. Hg.
1 heure après : 33 pulsations.
Pression : 190 mm. Hg.
2 heures après : 31 pulsations.
Pression : 175 mm. Hg.

EXPERIENCE VII (Reneau)

Chien, 6 kilogrammes. Injection dans la saphène de 7 mil-
ligrammes de digalène.
Etat normal : Pouls : 136 pulsations à la minute.
Pression sanguine : 130 à 150 mm. Hg.
10 minutes après l'injection : pouls : 88 pulsations.
Pression : 128 à 168 mm. Hg.

De ces expériences, nous pouvons donc conclure que,
tout comme la digitale, la digalène ralentit, régularise
et renforce les battements cardiaques, qu'elle ralentit et
régularise le pouls, qu'elle augmente la tension sanguine.

3º Elimination et Accumulation.

« La digitale est une substance qui s'accumule dans
l'organisme d'une façon tout à fait particulière et tout

à fait remarquable; non seulement elle s'accumule, mais les doses s'ajoutent, et, à un moment donné, on peut voir apparaître tout d'un coup des accidents graves d'intoxication, alors que rien ne pouvait auparavant les faire prévoir. »

Nous n'en voulons pour preuve que l'expérience suivante, due à Van der Heide, d'Amsterdam.

Il administra par la voie hypodermique à un chien de 20 kilogrammes, très vigoureux et bien portant, une dose quotidienne de 5 milligrammes de digitaline, c'est-à-dire 0 mg. 2 par kilogramme d'animal.

Du 7ᵉ au 8ᵉ jour apparaissent des symptômes d'intoxication aussi violents que ceux résultant de l'absorption en une seule fois de 35 à 40 milligrammes, absolument comme si les doses administrées chaque jour avaient été mises en réserve et s'étaient rigoureusement ajoutées pour aboutir à la dose toxique.

Une expérience identique faite avec la digalène n'amena chez l'animal aucun symptôme grave d'intoxication.

Nous avons pu injecter journellement, sous la peau d'un chien de 15 kilogrammes, 3 milligrammes de digalène pendant 9 jours, c'est-à-dire 0 mg. 2 par kilogramme d'animal, sans observer de phénomènes toxiques marqués.

L'animal présentait une allure bizarre, refusait la nourriture, restait couché, paraissait très abattu et était légèrement dyspnéique, mais il se remit progressivement.

S'il avait reçu 27 milligrammes de digitaline, il eût certainement succombé.

Il faut donc admettre que la digalène, grâce à sa grande solubilité, diffuse rapidement dans les liquides de l'organisme, et que l'élimination se fait très vite, ne lui donnant pas le temps de s'accumuler.

La digalène, d'ailleurs, pas plus que la digitaline, n'est éliminée en nature par les reins, car on n'en a jamais constaté la présence dans les urines.

4° Equivalence thérapeutique.

Les expériences nécessaires pour l'établissement de l'équivalence thérapeutique de la digalène par rapport aux préparations galéniques de la digitale demandent des connaissances trop particulières et une habitude trop grande des recherches de ce genre pour que nous ayons pu les entreprendre nous-mêmes.

D'ailleurs, c'eût été faire œuvre inutile après les savantes recherches de Freund, Sasaki et Cloetta, au point de vue expérimental, de Naunyn pour la partie clinique.

Ces auteurs ont trouvé, en se basant sur un nombre considérable d'expériences, que 1 cc. de la solution de digalène correspondait, en tous points, comme action thérapeutique, à 0 gr. 15 de poudre de feuilles de digitale.

Donc, 1 cc. égale 0 mg. 3 de digitoxine soluble et 0 gr. 15 de poudre de feuilles de digitale.

Si d'autre part nous admettons, d'après Potain, que 1 milligramme de digitaline Nativelle correspond à 0 gr. 40 de poudre de feuilles de digitale, on peut encore établir, par un calcul très simple, que, 1 milligramme de digitaline Nativelle égale 0 mg. 8

de digalène. En somme, en tenant compte de ce qu'il y a de peu mathématique dans de telles recherches, on peut admettre que l'équivalence thérapeutique est complète entre la digalène et la digitaline Nativelle.

° **Toxicité.**

Les divers symptômes de l'intoxication provoquée par la digalène se montrent très voisins de ceux causés par la digitaline, et évoluent de la même manière.

Nous avons étudié à part:

A) L'intoxication du cœur.

B) Les symptômes généraux qui accompagnent l'intoxication, et les doses qui la produisent.

A) Intoxication du Cœur. — Comme pour la recherche de l'action physiologique, nous avons opéré sur la grenouille, en suivant toujours la même technique.

Dans une première série d'expériences, nous avons provoqué l'intoxication par injection sous-cutanée; dans une seconde série, nous l'avons produite par action directe de la digalène sur le cœur.

Intoxication par injection sous-cutanée.— Nous avons injecté d'emblée 2 cc. de digitoxine soluble.

Nous assistons d'abord au bout de quelques minutes à la phase physiologique de son action. Les contractions du cœur sont plus énergiques, la diastole plus longue, la systole plus active.

En même temps, ralentissement manifeste des battements cardiaques.

Puis, au bout d'une demi-heure, apparaît l'arythmie

digitalique. D'abord, ce ne sont que quelques systoles avortées, d'une façon irrégulière, à long intervalle; bientôt, l'arythmie prend des types décrits dans l'intoxication digitalique. On voit de temps en temps des systoles rapprochées par groupes de deux, trois ou davantage, donnant naissance à ce que l'on a appelé pouls bigéminé, trigéminé, etc.

Mais l'arythmie devient de plus en plus irrégulière et le cœur s'accélère.

Puis, les contractions demi-tétaniques apparaissent, et se terminent par un accès final de tétanisation, qui est le signal de la mort du cœur; mais, en somme, la tétanisation cardiaque finale n'est que l'expression maxima de l'action toni-ventriculaire.

Le cœur s'arrête en systole, la contracture commençant par la pointe. Un certain temps, les oreillettes continuent de battre, les ventricules étant déjà immobiles, puis elles-mêmes s'arrêtent.

Le ventricule de la grenouille en systole permanente est contracturé, bosselé, exsangue, présentant un état absolument remarquable et identique, en tous points, à celui que présente le cœur du même animal, soumis à l'intoxication par la digitale ou la digitaline.

Les différentes phases de l'intoxication digitoxinique peuvent se résumer à quatre, ainsi que l'a fait le professeur Soulier pour l'intoxication digitalique.

1° Ralentissement.

2° Arythmie et accélération.

3° Tétanisation.

4° Mort.

Dans les tracés, on retrouve très nettement ces différentes périodes.

EXPÉRIENCE VIII

Grenouille, 38 grammes. Injection de 2 cc. de digalène dans le sac lymphatique dorsal.

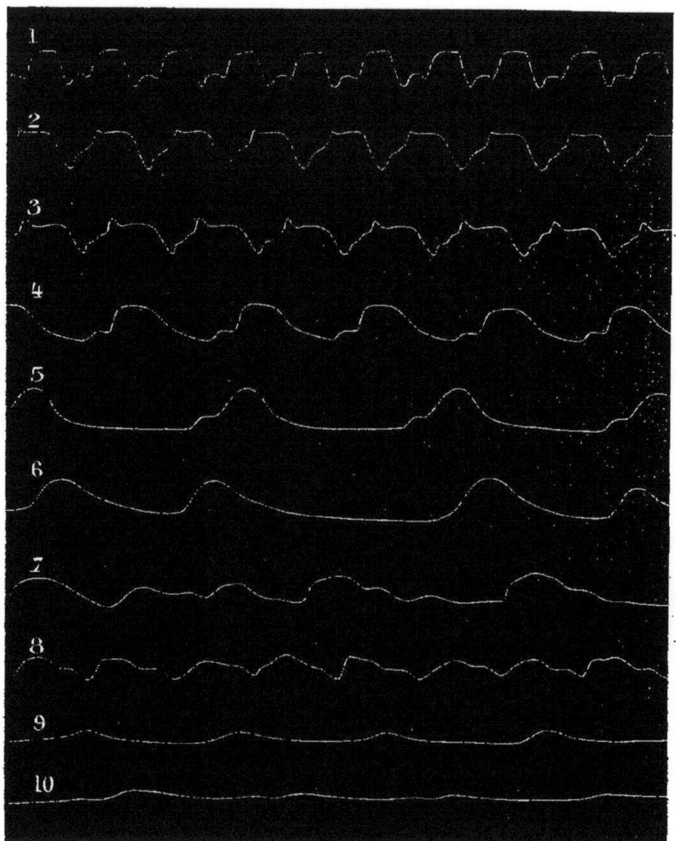

1. — Tracé pris avant l'injection.

2, 3, 4, 5. — Ralentissement du cœur de plus en plus marqué.

6. — 30 minutes après l'injection : arythmie digitalique. Pouls bigéminé.

7. — 50 minutes après : arythmie irrégulière.

8. — 1 heure après : arythmie et tachycardie.

9. — 1 h. 15 après : tachycardie régulière.

10. — 1 h. 30 après : tétanisation et arrêt du cœur.

Intoxication par action directe sur le cœur. — L'intoxication évolue d'une façon absolument identique à l'intoxication produite par l'injection sous-cutanée.

EXPÉRIENCE IX

Grenouille, 35 grammes. On verse toutes les 3 minutes une goutte de digalène sur le cœur.

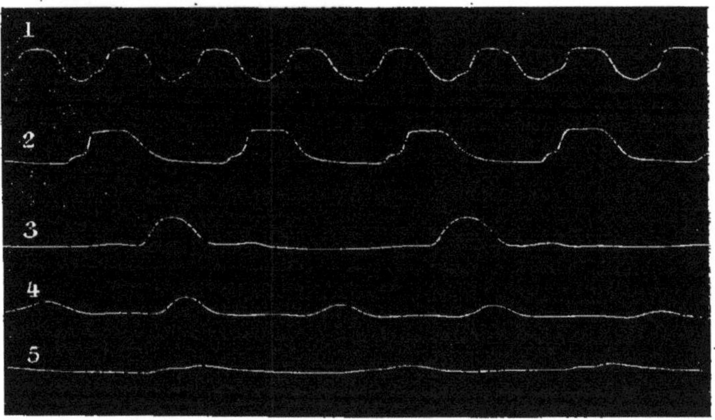

1. — Tracé pris avant l'injection.

2. — Ralentissement physiologique du cœur.

3. — 27 minutes après le début de l'expérience, IX gouttes : ralentissement considérable. Ebauche de pouls bigéminé.

4. — 30 minutes, X gouttes : arythmie digitalique et tachy
cardie.

5. — 36 minutes, XII gouttes : tétanisation et arrêt du
cœur.

C'est une confirmation pure et simple de la première
série d'expériences. La digalène empoisonne le cœur de
la même façon que le fait la digitale ou la digitaline.

B) SYMPTOMES GÉNÉRAUX ET DOSES TOXIQUES. — Les
animaux de choix pour étudier la toxicité des corps analogues à la digitaline sont le chien et le chat. C'est sur
eux qu'ont été faites la plupart des expériences.

Toutefois, nous avons aussi essayé, par deux fois, à
intoxiquer des lapins avec la digalène. Nous leur en
avons injecté des doses énormes sans produire chez eux
le moindre symptôme d'empoisonnement. C'est d'ailleurs un fait bien connu que les herbivores présentent
à l'action toxique de la digitale une résistance particulière et remarquable.

EXPERIENCE X (Cloetta)

Chat, 3 kil. 600.

21 mai. — Injection sous-cutanée de 0 mg. 35 de digalène,
soit 0 mg. 1 par kilogramme d'animal.

22 mai. — Nouvelle injection.

23 mai. — Dernière injection.

L'animal n'a présenté à aucun moment le symptôme d'intoxication.

EXPERIENCE XI (Cloetta)

Chat, 3 kil. 200.

5 octobre. — Injection sous-cutanée de 0 mg. 6 de diga
lène, soit 0 mg. 19 par kilogramme d'animal.

Aucun phénomène toxique.

EXPERIENCE XII (Cloetta)

Chat, 3 kil. 200.

15 février. — Injection sous-cutanée de 0 mg. 64 de diga
lène, soit 0 mg. 2 par kilogramme d'animal.

Pas de manifestation morbide.

EXPERIENCE XIII (personnelle)

Chien, 7 kil. 200.

15 octobre. — Injection de 3 mg. de digalène, soit 0 mg. 4
par kilogramme d'animal.

Pas de vomissements.

EXPERIENCE XIV (personnelle)

Chien, 6 kil. 800.

20 octobre. — Injection de 4 mg. 5 de digalène, soit
0 mg. 65 par kilogramme d'animal.

Le chien bave et vomit une très faible quantité de matières
bilieuses.

EXPERIENCE XV (Reneau)

Chien, 10 kilogrammes. Bien portant. Pouls, 120, légèrement irrégulier.

11 h. 3: injection intraveineuse de 3 mg. de digalène.

11 h. 6 : nouvelle injection.

11 h. 12 : troisième injection.

11 h. 22 : dernière injection.

Soit, en tout, 12 milligrammes : 1 mg. par kilogramme
d'animal.

L'animal ne présente aucun phénomène remarquable pendant les injections; cependant, il devient inquiet et se couche dans un coin, à l'abri de la lumière.

Ralentissement des battements cardiaques, qui sont mieux perçus à la palpation directe.

12 h. 5: vomissements de matières bilieuses; le chien bave et est pris de tremblements.

12 h. 30: nouveau vomissement, évacuation abondante d'urine.

12 h. 35: nouveau vomissement, selle solide de couleur noirâtre.

A ce moment, le chien présente une certaine hésitation dans la démarche, causée surtout par une parésie du train postérieur. Les pulsations cardiaques deviennent irrégulières et sont groupées en séries.

Peu à peu, les tremblements vont en augmentant, l'hésitation de la démarche devient de plus en plus considérable, la respiration devient oppressée, et le chien tombe dans un violent état d'anxiété. Cet état persiste pendant tout l'après midi et l'animal est remis en cage.

Le lendemain, le chien est toujours faible, abattu, l'affaiblissement du train postérieur persiste, le pouls est redevenu régulier à 120. Il refuse toute nourriture, mais boit avec avidité; il urine plusieurs fois dans la journée; les urines sont abondantes, laiteuses, jaunâtres.

Il se rétablit progressivement dans la suite.

Cette expérience montre nettement qu'une dose de 1 mg. 2 par kilogramme n'est pas une dose toxique mortelle, mais détermine seulement des accidents durables.

Pour obtenir la mort, il faut injecter des doses de 1 mg. 5 à 1 mg. 7 par kilo. L'intoxication s'accompagne des mêmes symptômes que ci-dessus, mais alors la paralysie devient plus manifeste, l'animal se traîne sur ses pattes, et en proie à une dyspnée violente, qui l'accompagne jusqu'à la mort. Celle-ci arrive brusquement, par arrêt du cœur.

Il est intéressant de comparer ces expériences avec des expériences semblables faites en employant ia digitaline à la place de la digalène.

EXPERIENCE XVI (Cloetta)

Chat, 3 kil. 200.

30 janvier. — Injection de 0 mg. 3 de digitaline cristallisée, soit 0 mg. 1 par kilogramme.

Pas d'accident.

On laisse l'animal au repos, pendant huit jours.

7 février. — Injection de 0 mg. 6 de digitaline cristallisée, soit 0 mg. 2 par kilogramme d'animal.

Vomissements et diarrhée.

L'animal se rétablit peu à peu.

15 février. — Injection de 0 mg. 6 de digalène, soit 0 mg. 2 par kilogramme d'animal.

Aucun symptôme d'intoxication.

EXPERIENCE XVII (Cloetta)

Chat, 4 kil. 100.

Injection de 0 mg. 8 de digitaline cristallisée, soit 0 mg. 2 par kilogramme. Vomissements et ptyalisme abondants.

L'animal se rétablit en deux jours, et le deuxième jour on lui injecte 0 mg. 8 de digalène. Aucun phénomène toxique n'apparût.

EXPERIENCE XVIII (personnelle)

Chien, 7 kil. 300.

Injection de 2 milligrammes de digitaline cristallisée Nativelle, soit 0 mg. 27 par kilogramme d'animal.

L'animal vomit abondamment une demi-heure après l'injection.

De toute cette longue série d'expériences, on peut conclure d'une façon absolue que la digalène est bien moins toxique que la digitaline cristallisée.

Mais il y a deux choses à considérer: la dose toxique non mortelle, et la dose toxique mortelle.

Dose toxique non mortelle. — Si l'on tient compte de l'apparition du vomissement, qui, tout en étant un phénomène très variable suivant les animaux, peut néanmoins servir de point de comparaison si le nombre d'expériences est suffisant, on peut dire que la digalène commence à être toxique à la dose de 0 mg. 4 à 0 mg. 6 par kilogramme d'animal.

Or, par les expériences précédentes, nous avons pu nous convaincre aussi que la digitaline cristallisée provoque le vomissement à des doses bien moins considérables de 0 mg. 15 à 0 mg. 25 par kilogramme.

Dose toxique mortelle. — D'après les expériences de François-Franck, la dose mortelle des digitalines cristallisées chloroformiques, varie de 7 à 8 dixièmes de milligramme par kilogramme d'animal.

Nous venons de voir au contraire que l'injection de 1 mg. 2 de digalène par kilogramme ne tuait pas le chien, et qu'il fallait injecter des doses de 1 mg. 5 à 1 mg. 7 par kilogramme, pour entraîner la mort.

La digalène est par conséquent moins toxique que la digitaline cristallisée. L'intoxication qu'elle produit est absolument identique à celle qui est due à la digitaline, les doses seules diffèrent. Si nous avons pu établir une équivalence thérapeutique à peu près complète entre la digalène et la digitaline, il n'en est pas de même de l'équivalence toxique: la digalène est moitié moins toxique que la digitaline.

Comme conclusion à cette étude, nous admettrons donc que la digitoxine soluble Cloetta produit absolument les mêmes effets physiologiques que la digitale et la digitaline cristallisée choroformique, mais qu'elle en diffère par une toxicité moitié moindre, par l'absence d'accumulation dans l'organisme, et par l'inocuité de son action sur les tissus.

CHAPITRE IV

OBSERVATIONS

Voie gastrique.

OBSERVATION I (personnelle)

Recueillie dans le service de M. le Professeur agrégé Pic.

Rétrécissement et insuffisance mitrale. — Myocardite. —
Arythmie. — Foie cardiaque. — Pleurésie droite.

Francine B..., 54 ans, ménagère.

Antécédents héréditaires. — Rien à signaler.

Antécédents personnels. — Bonne santé habituelle.
Célibataire, pas d'enfants, pas de fausses couches.
Réglée à 11 ans régulièrement; ménopause à 40 ans, sans
accident.

A 36 ans, attaque de rhumatisme polyarticulaire, pour lequel elle est soignée pendant 6 mois à l'hôpital Saint-Pothin.
En même temps, évolue une endocardite rhumatismale.

Histoire de la maladie. — Depuis cette époque, la
malade a présenté très peu de signes de sa cardiopathie:
légère dyspnée, quelques crises passagères de palpitations.

Au mois d'avril 1906, réapparition des palpitations, passagères d'abord, subintrantes ensuite depuis le 15 mai.

La malade ressent alors un choc douloureux de la région
précordiale, qui augmente ou diminue suivant les moments.
En même temps, sensation d'étouffement qui augmente en

core les pulsations carotidiennes. « Il semble, dit la malade, que le cou enfle. »

Elle fait alors un premier séjour dans le service de M. Pic, du 11 juin au 9 août. Traitée par la digitale, les phénomènes asystoliques s'améliorent progressivement, mais l'état subjectif reste le même. La nuit, en proie à de violentes crises d'oppression, la malade ne peut rester dans le décubitus dorsal, et recherche en vain le sommeil.

Ces phénomènes s'aggravant de nouveau, elle entre à l'hôpital de la Croix-Rousse le 16 août, se plaignant toujours de dyspnée et de palpitations que la digitale n'arrive pas à calmer. Elle sort de l'hôpital le 10 septembre.

Pendant quelques jours, son état est assez satisfaisant, puis les œdèmes reparaissent, la dyspnée augmente, la cyanose survient; la malade entre alors pour la seconde fois dans le service de M. Pic, le 9 octobre 1906.

Examen. — Facies mitral. Varicosités des pommettes.

Œil brillant. Léger subictère des conjonctives.

Dyspnée intense.

Œdème des membres inférieurs. Pas d'ascite.

Appareil circulatoire. — Pointe dans le 6° espace intercostal à quatre travers de doigt en dehors du mamelon, presque dans l'aisselle.

Léger frémissement à la palpation.

A la pointe, dans un endroit assez limité, souffle systolique doux. En revenant vers le mamelon, roulement présystolique. Pas de dédoublement du second bruit.

Arythmie irrégulière.

Tachycardie à 180.

Pouls petit, irrégulier, de tension faible. Pression : 14.

Pulsations épigastriques. Rien à l'aorte.

Varices énormes.

Poumons. — Matité à la base droite.

Obscurité complète de la respiration au même niveau, avec abolition des vibrations, mais sans bronchophonie, ni pectoriloquie.

Jamais d'expectoration sanglante.

Base gauche: gros râles muqueux.

Foie. — Douloureux, descendant jusqu'à un plan passant par l'ombilic.

Urines. — Peu abondantes: 1.100 grammes.

Ni pigments biliaires, ni albumine.

Diagnostic. — Rétrécissement et insuffisance mitrale. Myocardite: arythmie. Foie cardiaque. Pleurésie droite.

Traitement. — Régime lacté. Repos.

Le 9 octobre, on donne à la malade 0 gr. 30 de poudre de feuilles de digitale en infusion.

Diminution des œdèmes et de la tachycardie, mais pas d'amélioration subjective. La malade est toujours très oppressée et se plaint de vives douleurs cardiaques qui empêchent tout sommeil.

16 octobre. — Crises de palpitations subintrantes.

Insomnie complète.

Ponction de la pleurésie: on retire 400 grammes d'un liquide séro-hématique.

Le soir, à 6 heures:

Le pouls est à 176, très irrégulier, presque filiforme.

Pression normale : pression, 16.

Urines de 24 heures: 1.200 grammes.

Orthopnée: 46 respirations à la minute.

On donne 2 cc. de digalène dans du lait.

17 octobre. — La malade se sent mieux. Son cœur est plus calme, les palpitations sont moins pénibles.

P., 120. Pr., 17. R., 34. Urines, 2 litres 400.

On donne 3 cc. de digalène.

18 octobre. — La dyspnée a disparu, ainsi que les palpitations. La malade a pu dormir plusieurs heures de suite dans le décubitus dorsal. Elle nous dit ne pas avoir aussi bien dormi depuis six mois.

Le pouls continue à diminuer de fréquence, tandis que la quantité des urines augmente.

P., 104. Pr., 17. R., 30. Urines, 2 litres 700.

On donne encore 3 cc. de digalène.

19 octobre. — La malade se sent parfaitement bien.

P., 100. Pr., 18. R., 30. Urines, 3 litres.

On donne seulement 1 cc. de digalène.

20 octobre.— Les œdèmes ont complètement disparu, sous l'influence d'une abondante diurèse.

On donne une dernière fois 1 cc. de digalène.

21 octobre. — Le foie n'est plus douloureux. Il ne dépasse plus que d'un travers de doigt les fausses côtes.

Cependant, l'épanchement se reproduit; matité en arrière et à droite, jusqu'à la pointe de l'omoplate.

La dyspnée ne s'est pas rétablie; la respiration est toujours ample et facile.

Le pouls est toujours un peu irrégulier, mais l'arythmie est très peu marquée.

La pression sanguine est forte.

P., 96. Pr., 20. R., 28. Urines, 2 litres 200.

23 octobre. — La quantité des urines a diminué. Urines: 1 litre 900. L'épanchement est ponctionné.

On retire 500 grammes de liquide hématique. On fait le diagnostic de pleurésie hémorragique et d'infractus pulmonaire.

26 octobre. — P., 88. Pr., 21. R., 28. Urines: 2 litres 100.

27 octobre. — L'état fébrile qui existait depuis l'entrée de la malade à l'hôpital vient de disparaître. Après une période d'oscillations entre 37°5 et 38°5, la température est redevenue normale.

P., 84. Pr., 20. Urines: 1.800 grammes.

28 octobre. — Par suite de la disparition de l'état fébrile la diurèse s'est élevée brusquement à 3 litres 600.

1ᵉʳ novembre. — Depuis le 28 octobre, la diurèse s'est maintenue au-dessus de 3 litres.

P., 112. Pr., 18. Urines: 3.600 grammes.

La malade se sentant soulagée demande à sortir. En fait, sa crise d'asystolie avait été rapidement jugulée, et, depuis quinze jours, la malade se croyait guérie.

2 novembre. — État général excellent.

Ni dyspnée, ni œdèmes.

Tension bonne; presque pas d'arythmie.

Diurèse abondante.

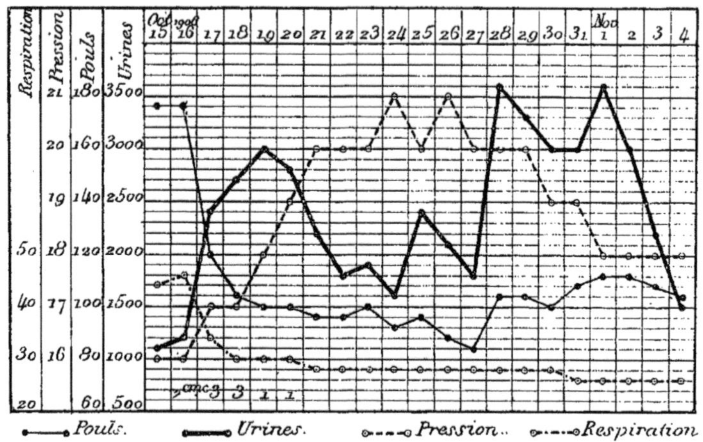

5 novembre. — Dans la nuit du 4 au 5 novembre, la malade éprouve de nouveau de l'angoisse précordiale.

Elle marche vers l'asystolie.

6, 7, 8 novembre. — Les phénomènes asystoliques sont de plus en plus marqués. La quantité des urines tombe à 600 grammes.

P., 140. Dyspnée.

9 novembre. — A 3 heures du soir, on donne 2 cc. de digalène. Cinq à six heures après, la malade se sent soulagée et son cœur se calme.

10 novembre. — Plus de dyspnée, plus de douleurs précordiales. Nuit tranquille.

Urines: 1 litre 600.

On donne: 3 cc. de digalène.

11 novembre. — Urines: 3 litres.

On donne encore 3 cc. de digalène.

12 novembre.— Le pouls est presque régulier, assez tendu.

La diurèse est toujours abondante.

L'épanchement diminue spontanément.

P., 96. Urines : 3 litres.

14 novembre. — Le pouls est de fréquence normale. P., 72. Urines : 2 litres 900.

La crise d'asystolie est terminée. La malade est dans un état général satisfaisant.

La digitoxine soluble ne donna lieu, à aucun moment, à des phénomènes d'intolérance ou d'intoxication.

Ni vomissements, ni diarrhée.

Pas de bigemination du pouls.

La rapidité d'action fut grande ; l'amélioration est toujours survenue dans les heures qui ont suivi l'administration du médicament.

La première fois, l'amélioration a persisté pendant quinze jours, c'est-à-dire autant en général qu'avec les différentes préparations digitaliques, quoique les feuilles de digitale n'aient donné chez cette malade quelques jours auparavant qu'une amélioration de huit jours à peine.

L'action cardio-sédative fut surtout nette chez elle. Les palpitations, qui n'avaient jamais été soulagées par les feuilles de digitale, furent immédiatement calmées par la digalène. L'action diurétique aussi fut manifeste.

La première administration de digalène n'amena pas d'accoutumance, puisque la malade, dans la crise suivante d'asystolie, fut rapidement soulagée.

OBSERVATION II (personnelle)

Artériosclérose. — Myocardite. — Asystolie.

Marie R..., femme P..., 58 ans, sans profession.

Antécédents héréditaires. — Parents morts âgés, d'affection inconnue.

Un frère mort en bas âge de méningite. Un autre vivant et bien portant.

Antécédents personnels. — Pas de maladies de l'enfance. Ni rougeole, ni scarlatine, ni fièvre typhoïde. La malade n'a jamais eu de rhumatisme. Opérée pour une hernie crurale droite, il y a 16 ans.

Réglée à 14 ans régulièrement; ménopause à 48 ans, sans accident. Mariée, pas d'enfants, pas de fausse-couche. Alcoolisme nié par la malade, mais évident (cauchemars, tremblements).

Histoire de la maladie. — Depuis deux ans, dyspnée d'effort. La malade, qui habite la campagne et menait une vie active, a vu peu à peu diminuer ses forces en même temps que s'installait une sensation de barrement à la région précordiale avec angoisse et palpitations.

Dans ces derniers temps, elle fut obligée de s'aliter, car la dyspnée était devenue continue, et l'œdème était apparu aux membres inférieurs.

C'est à ce moment que nous l'avons examinée.

Examen. — Etat général mauvais.

Facies plombé; lèvres violacées.

Conjonctives légèrement injectées.

Dyspnée intense; 46 respirations à la minute.

Mouvements respiratoires superficiels.

La malade reste assise sur son lit, toute position horizontale lui est impossible.

Les jambes sont le siège d'un œdème dur, rosé, gardant l'empreinte du doigt.

Pas d'ascite.

Appareil circulatoire. — La pointe du cœur est difficile à localiser, donnant une sensation de soulèvement léger, au niveau du 5ᵉ espace intercostal.

A la percussion, le bord droit du cœur se trouve derrière le sternum.

Les bruits sont sourds, mal frappés. A la base, le premier bruit ne s'entend pas, le second est claqué.

Le pouls est petit, irrégulier. Intermittences fausses.

Tachycardie à 120.

Les artères sont dures et sinueuses.

Appareil pulmonaire. — Toux quinteuse avec expectoration rare, muco-purulente.

Submatité aux bases avec obscurité respiratoire.

Râles de bronchite dans le reste des poumons.

Foie. — Douloureux à la palpation, débordant de deux travers de doigt les fausses côtes.

Urines. — Rares, foncées, avec un gros disque d'albumine.

Diagnostic. — Artériosclérose. Myocardite. Asystolie.

Traitement — Repos au lit, diète lactée, purgation.

2 septembre. — Nous donnons à la malade de la digalène à la dose de 2 cc. par jour.

Nous continuons cette médication pendant cinq jours.

3 septembre. — La malade se sent déjà soulagée. La dyspnée s'est calmée pendant la nuit et a permis quelques heures de sommeil.

Il n'y a plus que 30 respirations à la minute.

Le pouls est moins rapide, à 92.

Vingt-quatre heures après la première dose de digalène, la quantité des urines s'élève à 1.600 grammes, contre 500 seulement le jour précédent.

4 septembre. — Le pouls est moins irrégulier et plus énergique.

Sa fréquence a encore diminué. P., 80.

La diurèse est plus abondante que la veille et atteint 2 litres 700 d'urines claires.

Les jours suivants, le pouls se maintient entre 70 et 80, tandis que la diurèse oscille entre 2 litres 500 et 3 litres.

Sous l'influence de cette polyurie, les œdèmes rétrocèdent rapidement.

7 septembre. — P., 72. Urines: 4 litres 200.

Plus d'albumine.

L'arythmie est moins considérable et l'on perçoit de longues périodes de pulsations régulières.

Œdème seulement autour des malléoles.

12 septembre. — P., 72. Urines: 2 litres 500.

La dyspnée a complètement disparu.

La respiration est ample et facile. R., 18.

Le foie a repris son volume normal; il est encore un peu douloureux.

On ne trouve presque plus de signes pulmonaires, en dehors des râles de bronchite.

Plus d'œdème.

15 septembre. — La malade va tout à fait bien.

Les urines sont abondantes, sans albumine.

Le pouls est à 64, régulier, de tension normale, plutôt exagérée.

Plus de dyspnée, plus d'œdème.

Les bruits du cœur sont plus nets; la pointe est facilement perceptible.

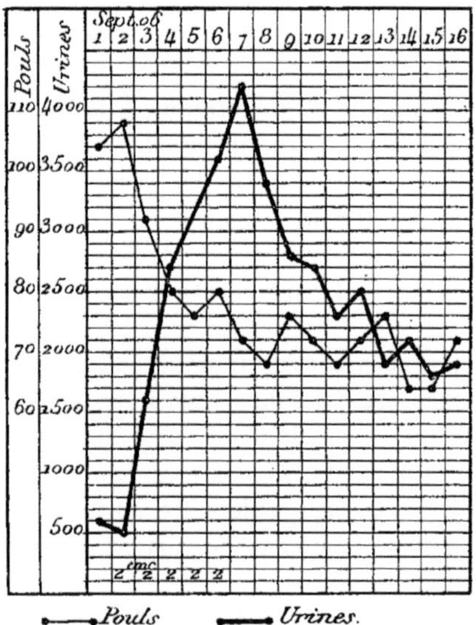

20 septembre. — La malade se lève et commence à faire quelques pas dans la chambre.

15 septembre. — L'état général est toujours satisfaisant. P., 68. Urines: 1.700 grammes.

La malade a fait la veille une petite promenade sans fatigue et sans oppression.

Depuis, nous avons eu des nouvelles de la malade et, le 2 novembre, elle allait toujours tout à fait bien.

OBSERVATION III (personnelle)

Recueillie dans le service de M. le Professeur agrégé Pic.

Artériosclérose. — Hémiplégie droite. — Néphrite chronique.

Antoinette C..., 66 ans, ménagère.

Antécédents héréditaires. — Rien à signaler.

Antécédents personnels. — Bonne santé habituelle.

Pas d'éthylisme ; pas de maladies vénériennes.

Mariée. Deux enfants vivants et bien portants, deux autres morts en bas-âge.

Deux fausses-couches.

Histoire de la maladie. — Il y a un mois, œdème des jambes très marqué, qui a disparu sans laisser de traces. Il y a trois jours, pendant la nuit, elle urina sous elle. La miction la réveilla. Elle était paralysée du côté droit.

Elle entre à l'hôpital le 22 octobre 1906.

Examen. — Malade assez pâle.

Système nerveux. — Pas de troubles de la sensibilité.

Hémiplégie droite.

Les mouvements volontaires sont encore possibles, mais la force musculaire est très diminuée.

La malade fauche très nettement.

Réflexes rotuliens très exagérés, surtout à droite.

Trépidation épileptoïde bilatérale, qui se prolonge.

Le réflexe plantaire est en flexion des deux côtés.

Rien de net à la face.

Pas de troubles oculaires.

Pas de troubles de la parole.

Appareil circulatoire. — Le cœur paraît hypertrophié. La pointe bat dans le 6e espace intercostal. Choc assez fort à la palpation.

Rythme à trois temps, mais il est difficile de préciser entre un galop et un dédoublement du 2e bruit.

Le pouls est à 90, régulier.

Hypertension artérielle: 21 cm. au Potain.

Artères dures donnant la sensation de caoutchouc, plutôt que celle d'induration calcaire.

Poumons. — Ni toux, ni expectoration. Rien à noter.

Urines. — Quantité faible: 900 grammes.

Disque net d'albumine.

Pas de température.

Diagnostic. — Hémiplégie droite. Néphrite chronique.

Traitement. — Repos et diète lactée.

23 octobre. — On donne 2 cc. de digalène.

24 octobre. — On ne redonne plus de digalène. P., 84. Pr., 26. Urines: 1 litre.

25 octobre. — P., 80. Pr., 25. Urines: 1 litre 400.

26 octobre. — P., 72. Pr., 24. Urines: 1 litre 600.

Le rythme à trois temps est mieux perçu. On entend un bruit de galop typique.

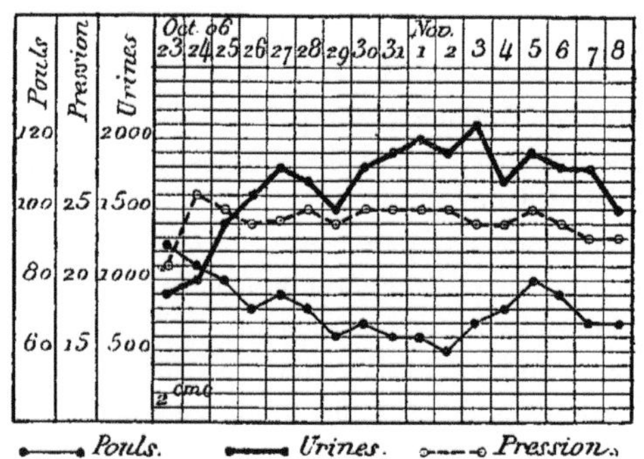

27 octobre. — P., 76. Pr., 24. Urines: 1 litre 800.

Les jours suivants la pression sanguine s'est maintenue à

un chiffre toujours aussi élevé, de 24 à 25 cm., au sphygmo-manomètre Potain.

La fréquence du pouls oscilla entre 60 et 80.

La diurèse fut constamment au-dessus de la normale, entre 1 litre 500 et 2 litres.

30 octobre. — Les bruits du cœur sont éclatants.

Le galop a complètement disparu.

Le 8 novembre, 16 jours après l'administration de la diga-lène, on trouve:

P., 68. Pr., 23. Urines : 1500 gr.

En somme, l'action de la digalène fut prompte et se conti-nuait encore lorsque le malade sortit de l'hôpital, le 12 no-vembre.

OBSERVATION IV (inédite)

Due à l'obligeance de M. le Professeur agrégé VAQUEZ

Myocardite éthylique.

Philippe M..., 60 ans, terrassier.

Antécédents héréditaires. — Rien à signaler.

Antécédents personnels. — Il aurait eu plusieurs fluxions de poitrine, dont la dernière, il y a huit ans.

A ce moment, il aurait été malade pendant 3 à 4 mois.

Ethylisme assez marqué. Vins, apéritifs.

Histoire de la maladie. — Le début de la maladie actuelle remonte à huit jours.

Tout à coup, pendant son travail, il fut pris d'étouffements violents qui l'obligèrent à s'arrêter.

Depuis lors le moindre effort, la moindre ascension d'esca-lier est impossible en raison de ces étouffements. En même temps les jambes s'œdématient. Dès le premier jour où le malade s'en aperçoit l'œdème remonte déjà jusqu'à mi-cuisse.

Pas de palpitations.

Quelques douleurs assez violentes dans l'hypochondre droit.

Le malade qui s'était alité dès l'apparition de ces symptômes n'a pas vu son état s'améliorer par le repos.

L'œdème des jambes est resté stationnaire ; les étouffements ont été aussi violents et la dyspnée est devenue continue.

La nuit, il doit dormir le dos soutenu par une pile d'oreillers et il se réveille fréquemment en proie à de violents étouffements.

Cet état persistant depuis huit jours, le malade entre à l'hôpital le 27 avril 1905.

Examen. — Dyspnée; crises d'étouffements.

OEdème des membres inférieurs.

Appareil circulatoire. — Les bruits du cœur sont sourds, mais pas de bruits surajoutés.

Arythmie et tachycardie.

Pouls irrégulier, mais assez bien frappé.

Appareil respiratoire. — Toux fréquente. Expectoration mousseuse.

Un peu de submatité et quelques râles d'œdème aux deux bases.

Foie. — Déborde de trois travers de doigt les fausses côtes, mais il n'est pas douloureux.

Urines. — Un peu diminuées de quantité : 1100 gr.

Pas d'albumine.

Système nerveux. — Rien à signaler.

Les pupilles réagissent normalement.

Diagnostic. — Myocardite éthylique.

Traitement. — On donne au malade XXV gouttes de teinture de digitale. Sous l'influence de cette médication, son état s'améliore peu à peu.

Au commencement de juillet, l'asystolie survient de nouveau.

8 juillet. — Le malade a passé sa nuit dans un fauteuil. Il est énormément gêné pour respirer.

Bruits du cœur sourds.

Souffle tricuspidien.

Le foie déborde les fausses côtes d'un travers de main.

Pouls rapide et irrégulier. P., 120.

La pression est basse. Pr., 11 à 12.

Urines: 1.700 grammes.

On donne alors au malade, par la bouche, 3 cc. de digalène.

9 juillet. — 4 cc. de digalène. Urines: 1.900 grammes.

10 juillet. — Pas d'amélioration sensible.

P., 125. Pr., 11 à 12. Mais la diurèse est très abondante. Urines: 3 litres.

On donne 6 cc. de digalène.

11 juillet. — Le malade est dans le même état. La diurèse est moins abondante. Urines: 2 litres 400. P., 122.

On donne encore 6 cc. de digalène.

12 juillet. — La diurèse est de nouveau très forte. Urines: 3 litres 200.

13 juillet. — Le malade se sent mieux. Il a un peu dormi. Il est moins oppressé.

Le pouls est plus régulier et plus fort. P., 83. Urines: 2.900 grammes.

14, 15, 16 juillet. — Les œdèmes réapparaissent, le pouls s'accélère à 104.

On donne de la théobromine.

17 juillet. — L'état s'améliore.

Urines: 3 litres.

P., 92.

Les jours suivants, la diurèse se maintient entre 3 et 4 litres.

20 juillet. — La crise est totalement terminée.

30 juillet. — La quantité des urines est retombée à 500 gr. pour 24 heures.

On donne alors au malade 6 cc. de digalène.

1er août. — La diurèse est devenue aussitôt abondante. Urines: 2 litres 300.

Pendant huit jours, la quantité des urines oscille entre 1 litre et 2 litres.

10 août. — Urines: 2 litres 400.

11 août. — Urines: 3 litres.

Du 11 août au 1er septembre, pendant trois semaines, la diurèse se maintient très abondante et oscille entre 2 litres 500 et 3 litres 500.

A partir du 2 septembre, la courbe des urines fléchit peu à peu et, le 5 septembre, la diurèse s'élève à peine à 500 grammes.

En somme, avec 6 cc. de digalène, la diurèse, qui était de 500 grammes, est passée progressivement à la normale, puis l'a franchie pour se tenir pendant presque un mois au-dessus de 1 litre 500.

Par la suite, le malade reprit une nouvelle crise d'asystolie, traitée par la macération de feuilles de digitale et par la digitaline. Il mourut le 11 novembre 1905.

OBSERVATION V (très résumée)

Due à l'obligeance du Dr L. MAYET

Femme de 64 ans.

Depuis de longues années, elle est atteinte de catarrhe bronchique et d'emphysème, amenant à la moindre fatigue un essoufflement intense.

Plusieurs fois dans l'année, cette malade a des poussées de bronchite aiguë, et sous l'influence de la toux et du processus inflammatoire, la respiration devient très difficile et s'accompagne d'une oppression extrême.

Chaque nouvelle poussée pulmonaire retentit sur le cœur droit et en amène la dilatation.

Alors, la malade se cyanose ; un léger œdème s'installe aux membres inférieurs et l'albumine apparaît dans les urines.

Sous l'influence de la digitale et du traitement dirigé contre la fluxion bronchique et pulmonaire, tout finit par rentrer dans l'ordre.

En mars 1906, nouvelle bronchite aiguë, avec congestion des bases. T., 38°5.

La toux est incessante et très pénible. La malade est en proie à une oppression considérable.

L'insuffisance cardiaque est des plus accentuées.

La digalène est substituée à la macération de feuilles de digitale et à la solution de digitaline cristallisée habituellement employées précédemment.

La première dose est donnée le matin. Dans l'après-midi, une amélioration s'est déjà produite, tandis qu'avec les autres préparations de digitale il fallait attendre 24 à 36 heures l'effet thérapeutique.

L'amélioration se continua les jours suivants, et quand on arrêta la médication par la digalène, après six jours d'administration, les accidents aigus d'insuffisance cardiaque étaient complètement guéris.

OBSERVATION VI (Hochheim)

Myocardite. — Insuffisance mitrale.

W..., 26 ans.

Antécédents personnels. — Dans l'enfance: diphtérie, rougeole, fièvre scarlatine.

Histoire de la maladie. — Depuis l'âge de 2 ans il a toujours souffert de palpitations.

Au mois d'octobre 1905 il eut la grippe.

A la suite de cette infection, les troubles cardiaques reçurent un coup de fouet.

Il est survenu successivement de la perte complète des forces, de l'anorexie, des vomissements, de l'oligurie et des œdèmes.

Le malade est entré à l'hôpital le 3 avril 1905.

Examen. — Le malade est en asystolie. Dyspnée. OEdème des membres inférieurs.

Appareil circulatoire.— Pointe dans le 6e espace inter-costal, à 2 centimètres en dehors de la ligne mamelonnaire.

A droite, la ligne de matité est à 3 centimètres en dehors du bord droit du sternum.

Souffle systolique intense à la pointe.

Arythmie considérable.

Le pouls est petit, irrégulier. Tachycardie.

Foie. — Cardiaque.

Appareil digestif. — Anorexie. Vomissements.

Oligurie ; léger disque d'albumine.

Diagnostic. — Myocardite. Insuffisance mitrale.

Traitement. — On commence le 5 avril la médication par la digalène, à raison de 3 cc. *pro die* pendant 4 jours.

4 avril. — P., 144. Pr., 14 (*). Urines: 250 grammes.

5 avril. — Digalène, 3 cc.

6 avril. — Digalène, 3 cc. Urines, 800 grammes.

7 avril. — Digalène, 3 cc. Urines, 4 litres 300.

8 avril. — Digalène, 3 cc. Urines: 6 litres. Pr., 15.

9 avril. — P., 76.

Les urines sont abondantes et ne renferment plus d'albu-mine.

Les œdèmes ont disparu.

Le foie a repris son volume normal.

L'arythmie est très améliorée.

La digalène n'amena aucun trouble digestif ; au contraire, les vomissements se calmèrent, l'appétit revint et, avec lui, les forces du malade.

Le malade sort guéri de son asystolie.

(*) Dans les observations que nous avons recueillies dans la littérature étrangère, les pressions sont mesurées avec l'appareil de Riva-Rocci, qui marque à peu près 2 cm. en moins que le Potain. Pour ne rien changer aux habitudes françaises, nous avons toujours fait la correction.

D'après Haskovec, cette différence serait même plus forte et atteindrait 4 cm. Nous trouvons ce chiffre exagéré ; mais, d'ailleurs, ce qu'il importe de connaître, ce sont les varia-tions de pression, et non les chiffres eux-mêmes qui les me-surent. Que la pression passe de X à Y ou de X + 2 à Y + 2, l'effet thérapeutique produit est le même.

OBSERVATION VII (Karl Reitter)

Insuffisance mitrale. — Asystolie.

C... L..., 19 ans.

Le malade a déjà fait deux séjours à l'hôpital pour asys·
tolie. Depuis quelques jours, nouvelle perte de la compensation.

Examen. — Malade dyspnéique. R., 32.

Œdème des membres inférieurs. Ascite.

Appareil circulatoire. — Dilatation cardiaque.

Signes d'insuffisance mitrale.

Le pouls est à peine sensible, arythmique.

Tachycardie à 128.

Foie. — Très volumineux.

Urines. — Très rares: 200 grammes.

Traitement. — Repos au lit.

On donne de la digalène à la dose de 6 cc. *pro die*, pendant 4 jours.

2e *jour* : P., 104. Urines: 1.200 grammes.

4e *jour* : P., 56. Urines, 1.600. R., 28.

La dilatation cardiaque est considérablement réduite.

Les œdèmes et l'ascite diminuent rapidement.

Le malade est en voie de guérison.

OBSERVATION VIII (Freund)

Insuffisance mitrale. — Asystolie.

X..., 56 ans, rentier.

Histoire de la maladie. — Le malade prétend souffrir
de palpitations depuis de longues années.

Il y a cinq semaines apparition, dans la soirée, d'œdème
péri-malléolaire, se dissipant pendant la nuit.

En même temps, la dyspnée se fit plus vive et s'accompagna de toux pénible et rare.

Le malade, qui habite la campagne, ne prêta pas attention à ces malaises, et continua à s'occuper de son jardinage.

Malgré la sensation de fatigue inhabituelle qu'il éprouvait, il ne prenait pas garde à sa santé, lorsqu'une nuit il fut pris soudain d'une dyspnée intense.

L'oppression était telle que le malade dut s'asseoir sur son lit et resta ainsi jusqu'au matin.

Examen. — A ce moment, il était en pleine asystolie.

Dyspnée considérable. 40 respirations à la minute.

OEdème des membres inférieurs.

Appareil circulatoire. — La pointe du cœur est impossible à sentir.

La percussion montre une aire de matité formidable, comme on en rencontre rarement.

La limite droite du cœur se trouve à deux travers de doigt du bord droit du sternum. La pointe est reportée à deux travers de doigt en dehors de la ligne mamelonnaire.

Par la mensuration, on trouve à la matité une surface de 180 cq., c'est-à-dire le double au moins de la surface normale.

Dans toute la région précordiale, on entend un souffle intense difficile à localiser, mais dont le maximum paraît néanmoins siéger à la pointe.

Poumons. — Râles de bronchite disséminés.

Foie. — Très augmenté de volume.

Urines. — Rares, avec traces d'albumine.

Diagnostic. — Insuffisance mitrale. Asystolie.

Traitement. — Repos, diète lactée, purgation.

Pendant 15 jours, on lui donne de la digalène par la voie stomacale, à raison de 1 cc. par 24 heures.

Dès le lendemain, le malade se sent soulagé.

La respiration est plus facile ; la quantité d'urines s'élève.

Au bout de quatre jours, on trouve une amélioration considérable.

La diurèse oscille entre 2 litres 500 et 3 litres, et se maintient à ce chiffre pendant toute la durée du traitement.

La dyspnée a complètement disparu.

L'amélioration s'accrut de jour en jour.

Au bout de 15 jours, on entendait nettement un souffle systolique avec maximum à la pointe.

Plus de bruits de souffle aux autres orifices.

L'aire de matité avait diminué légèrement.

Quatre semaines exactement après le début du traitement, la diurèse est encore abondante.

Plus d'œdèmes.

Le foie n'est presque plus hypertrophié.

L'aire de matité précordiale s'est encore réduite, et ne mesure plus que 121 cq.

La respiration est ample et facile.

Plus d'albumine.

Le malade reprend ses occupations.

OBSERVATION IX (Pesci)

Insuffisance et rétrécissement mitral.

Vincent B..., 42 ans, emballeur.

Malade dyspnéique. Palpitations.

Appareil circulatoire. — Insuffisance et rétrécissement mitral.

Pouls petit, arythmique.

Tachycardie à 128.

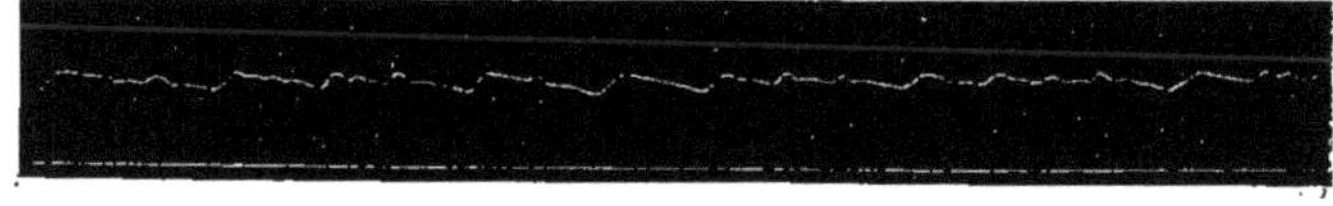

Foie. — Déborde de trois travers de doigt les fausses côtes.

Urines. — Rares.

Traitement. — On commence le 8 avril 1906 la médication digitoxinique.

DATES	TRAITEMENT	POULS	PRESSION	URINES
8 avril... 9 h.	2×0.3^{mg}	128 irreg	16.5	
» » s. 3 h.	1×0.3	124	17	
» » » 4 h.		110	17	1600
9 »	3×0.3	84	14.5	1800
10 » ... 9 h.	3×0.3	80 reg	14	1500
11 » ... 9 h.	3×0.3	68	15.5	2000
12 »	2×0.3	58	13.5	1100
13 »	2×0.3	60	14	1000
14 »		60	14	
15 »		60	15.5	

Le soir même, six heures après le début du traitement, la pression sanguine s'était élevée de 16.5 à 17, et la fréquence du pouls descendait lentement de 128 à 110.

En même temps, l'état subjectif du malade s'améliorait ; la respiration devenait plus facile.

9 avril. — Le pouls est à 84, peu irrégulier.

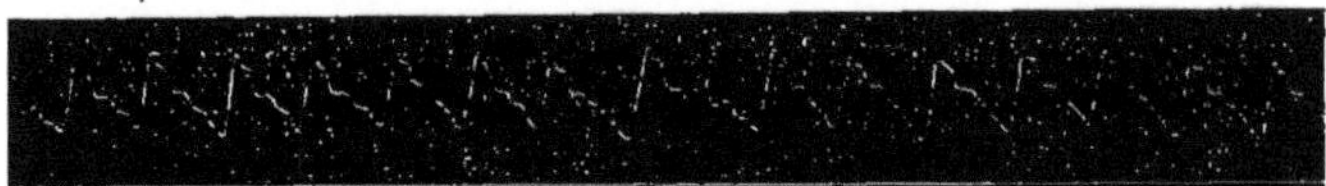

La diurèse est abondante: 1.800 grammes d'urines.

Plus de dyspnée.

10 avril. — L'arythmie a totalement disparu.

Pouls de fréquence normale. P., 70.

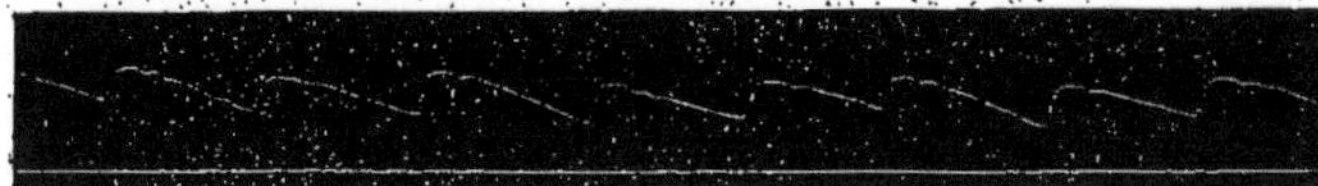

15 avril. — Le foie a repris son volume normal.

L'état général est très bon.

Le malade sort.

OBSERVATION X (Bibergeil)

Insuffisance mitrale. — Insuffisance aortique.

Femme H..., 28 ans.

Attaque ancienne de rhumatisme articulaire aigu.

La malade entre à l'hôpital le 6 avril 1904.

Examen. — Femme de constitution robuste.

Cyanose et dyspnée intense.

OEdème des membres inférieurs.

Appareil circulatoire. — Ebranlement systolique intense sur toute la région précordiale.

Frémissement de la pointe qui bat dans le 5ᵉ espace inter-costal, à un travers de doigt en dehors de la ligne mame-lonnaire.

A l'auscultation, souffle systolique aspiratif avec maxi-mum à la pointe, souffle diastolique léger, avec maximum dans la région précordiale.

Le pouls est petit, irrégulier, très rapide.

Pouls capillaire. Danse des artères.

Urines. — Pas d'albumine.

Diagnostic. — Insuffisances mitrale et aortique.

Traitement. — On commence le 7 avril le traitement par la digitoxine soluble, à la dose de 1 cc. trois fois par jour, pendant cinq jours.

Quelques heures après, la dyspnée se calme et la malade se sent soulagée.

8 avril. — P., 82. Urines abondantes.

On continue la digalène jusqu'au 11 avril 1904. Elle est très bien supportée.

Sous l'influence de cette médication et progressivement, les phénomènes d'asystolie s'amendent.

Les troubles généraux décroissent parallèlement à l'œdème, tandis que la diurèse va sans cesse augmentant.

12 avril. — P., 70.

Les urines sont claires et abondantes.

Plus d'œdème.

Très bon état général.

OBSERVATION XI (Bibergeil)

Néphrite parenchymateuse.

Femme, 40 ans.

Il y a six semaines, subitement, œdème des paupières et bouffissure de la face.

Elle entre à l'hôpital le 12 octobre 1904.

Examen. — Malade pâle; muqueuses décolorées.

OEdème des paupières et des membres inférieurs.

Un peu d'ascite.

Appareil circulatoire. — Rien à signaler.

Pouls régulier, de faible tension.

Poumons. — Rien à signaler.

Urines. — Très rares. Beaucoup d'albumine : 12 grammes par litre.

Diagnostic. — Néphrite parenchymateuse.

Traitement. — Régime lacté absolu. Diurétiques.

En même temps on donne de la digitale.

Il y a une amélioration évidente. La diurèse s'établit abondante et la malade se sent soulagée.

Le 23 novembre, nouvelle aggravation.

On redonne de la digitale, mais l'infusion est souvent vomie immédiatement après l'ingestion.

On la remplace alors, le 25 novembre, par de la digitoxine soluble.

Les vomissements qui survenaient avec la digitale n'ont pas reparu.

La digalène est très bien supportée. On la continue pendant cinq jours.

La diurèse devient rapidement abondante.

Sous son influence, on assiste à la résorption progressive des œdèmes et de l'ascite.

Le pouls est régulier, de pression normale.

La malade se sent bien.

Tableau d'ensemble de la médication par la digalène (Voie gastrique).

OBSER-VATIONS	DIAGNOSTIC	TRAITEMENT	MOMENT D'ACTION	POULS			PRESSION			URINES			RÉSULTAT
				Av. trait.	Pendant	Après	Avant	Pendant	Après	Avant	Pendant	Après	
I	Insuff. et rétréc. mitral.	1er jour .... 2cc 2e et 3e j. .... 3cc 4e et 5e j. 1cc	8 heures	176	104	88	16	18	18	1200	3 lit.	2l 500	15 jours après P.: 112 Pr.: 18 Urines : 3l 600
II	Myocardite scléreuse	Pendant 5 jours 2cc *pro die*	12 heures	120	80	72	?	?	?	600	2700	2800	20 jours après P.: 68 U.: 1700
III	Néphrite chronique	2cc	18 heures	90	84	68	21	26	24	900	1 lit.	1l 600	16 jours après P.: 68 Pr.: 23 Urines : 1500
IV	Myocardite éthylique	1er jour .... 3cc 2e jour .... 4cc 3e et 4e j. 6cc	2×24 heures	120	125	92	11-12	11-12	?	1700	3 lit.	2500	5 jours après P.: 92 U.: 3l
VI	Insuff. mitrale Myocardite	Pendant 4 jours 3cc *pro die*	?	144	?	76	14	15	?	250	6 lit.	?	Guérison de l'asystolie
VII	Insuff. mitrale	Pendant 4 jours 6cc *pro die*	24 heures	128	56	?	?	?	?	200	1600	?	Guérison de l'asystolie
IX	Insuff. et rétréc. mitral	1er, 2e, 3e, 4e jours 6cc 5e et 6e j. 2cc	6 heures	128 irrég.	80 rég.	60	15	17	15	1100	2 lit.	?	Guérison de l'asystolie

Voies sous-cutanée et intra-musculaire.

OBSERVATION XII (inédite)

Due à l'obligeance de **M.** le Professeur agrégé Vaquez

Maladie mitrale.

Marie G..., 27 ans, domestique.

Antécédents héréditaires.— Rien de particulier à signa
ler.

Antécédents personnels.— Bien portante jusqu'à l'âge
de 20 ans.

A ce moment, première crise de rhumatisme articulaire
généralisé à toutes les articulations, qui a duré 6 mois.

Dès cette époque, la malade a ressenti quelques palpitations et un médecin, consulté, diagnostiqua une affection
cardiaque.

La malade se remit peu à peu. Seule, une dyspnée d'effort
légère persista.

Il y a quatre ans, seconde crise de rhumatisme, qui a duré
encore six mois, et fut soignée par M. Chauffard à l'hôpital
Cochin. Pendant la convalescence, avant même de quitter
l'hôpital, la malade contracte une fièvre typhoïde qui dure
trois mois.

La malade sort alors de l'hôpital complètement guérie,
sauf quelques palpitations et quelque gêne respiratoire.

Histoire de la maladie. — En juillet 1904, elle a pris
rapidement de l'œdème des jambes, tandis qu'une dyspnée
intense s'installait.

Elle entra alors à l'hôpital Saint-Antoine ; elle en ressort
guérie au mois d'octobre.

Elle reprend son travail.

Au mois d'avril 1905, nouvelle crise d'asystolie, et nou-

velle entrée à l'hôpital Saint-Antoine. L'amélioration est rapide et la malade sort le mois suivant.

Le 13 juillet 1905 elle rentre pour la troisième fois, dans
le service de M. le professeur Vaquez, avec des symptômes
d'asystolie.

Examen. — Facies mitral. Varicosités des pommettes.
Orthopnée.
OEdème des membres inférieurs.

Appareil circulatoire. — Pointe dans le 6ᵉ espace intercostal en dehors du mamelon.

Cœur affolé.

La percussion dénote de la dilatation du ventricule droit.

Souffle intense à la pointe, en jet de vapeur, remplaçant
complètement le premier bruit. Il se propage nettement vers
l'aisselle.

Léger souffle d'insuffisance tricuspidienne.

Le pouls est irrégulier: on a des pulsations avortées.

Pas de tachycardie. P., 80.

Tension artérielle: 10 à 11 cm.

Foie. — Déborde de trois travers de doigt les fausses-
côtes. Il est douloureux à la palpation.

Battements hépatiques.

La quantité des urines est très diminuée.

Diagnostic. — Insuffisance mitrale. Asystolie.

Traitement. — Le 16 juillet, on met la malade au régime
hypochloruré: lait, 3 litres.

Théobromine, 1 gr. 50.

Digalène, 0 mg. 3, en injection sous-cutanée.

17 juillet. — Urines: 3 litres 400.

Digalène, 0 mg. 1, en injection ; on continue la même
dose les jours suivants.

18 juillet. — L'œdème des jambes a disparu.

Le foie est toujours douloureux.

Pouls, 84. Plus d'arythmie.

Tension sanguine, 12 cm.

La diurèse est énorme. Urines: 5 litres 500.

19 juillet. — Le foie a diminué de volume.

Urines: 5 litres.

20 juillet. — Urines: 3 litres 700.

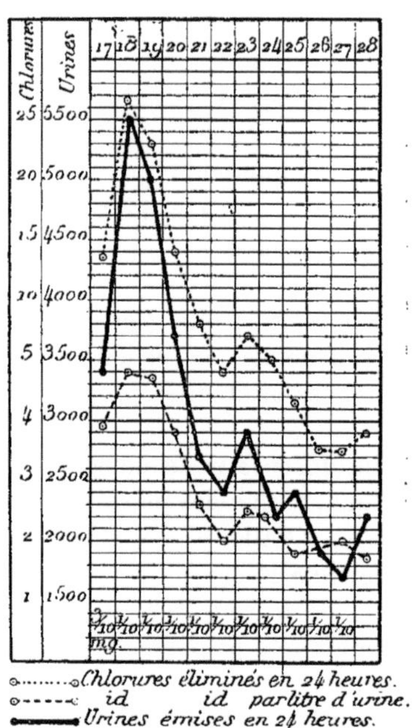

o········o *Chlorures éliminés en 24 heures.*
o------<   *id   id   par litre d'urine.*
●━━━━━● *Urines émises en 24 heures.*

22 juillet. — Le souffle tricuspidien s'entend à peine.

26 juillet. — Le foie ne dépasse plus que d'un travers de doigt les fausses-côtes.

La matité précordiale est très diminuée.

Tendance au pouls paradoxal.

28 juillet. — On cesse la digalène.

On en a donné en tout 1 mg. 3.

Urines: 2 litres 250.

La malade est très améliorée.

Pendant toute la durée du traitement, on a dosé la quantité de chlorures éliminés.

Comme le montre le graphique ci-dessus, la cure de déchloruration par la digalène a été intense.

OBSERVATION XIII (Kottmann)

Myocardite et pleurésie droite.

Femme de 59 ans.

La malade entre à l'hôpital le 28 janvier 1904.

Examen. — Dyspnée intense avec cyanose.

Œdème des membres inférieurs. Ascite.

Appareil circulatoire. — Cœur nettement hypertrophié.

Les bruits sont sourds, mais pas de souffle.

Le pouls est petit, fréquent, et irrégulier.

Poumons. — Pleurésie droite.

Foie. — Cardiaque.

Urines rares, foncées, avec un disque épais d'albumine.

Diagnostic. — Myocardite ; asystolie ; pleurésie droite.

Traitement. — Pendant huit mois, la malade a été traitée successivement par l'infusion de digitale, le strophantus, la caféine, les diurétiques, sans obtenir une amélioration durable.

La plèvre a été ponctionnée plus de 30 fois avec des ponctions moyennes de 1.000 grammes ; le liquide s'est toujours reformé.

La malade était presque à l'agonie lorsque, le 9 octobre, on commence les injections de digalène, à la dose moyenne de 2 cm. par vingt-quatre heures.

On les continue pendant dix jours et, le 20 octobre, on arrête le traitement.

9 octobre.— Digalène: 2 × 0 mg. 25. Urines: 600 grammes.

10, 11, 12 octobre.— Digalène: 2 × 0 mg. 03. Urines: 1 litre; 1 litre 700 ; 1 litre 800.

13 octobre. — Digalène: 2 × 0 mg. 03. Urines: 3 litres 200.

14 octobre.— Digalène: 1 × 0 mg. 25. Urines: 2 litres 800.

15, 16, 17 octobre. — Digalène: 2 × 0 mg. 15. Urines: 3 litres 500.

18, 19 octobre.— Digalène: 2 × 0 mg. 3. Urines: 2 litres 800; 3 litres.

20 octobre. — Arrêt de la digalène. Urines: 3 litres.

21 octobre. — Urines: 2 litres 100.

22 octobre au *3 novembre.* — Urines: 2 litres à 2 litres 500.

Grâce à cette diurèse abondante, les œdèmes se résorbèrent progressivement et disparurent.

L'hydrothorax, d'abord stationnaire, ne tarda pas à diminuer, et bientôt on n'en trouvait plus aucune trace.

Le pouls diminua de fréquence, et l'arythmie s'améliora beaucoup.

La cyanose et la dyspnée s'étaient dissipés dès le début du traitement.

Le 12 novembre 1904, la malade quittait la clinique, dans un état satisfaisant.

Pendant trois semaines, tout alla bien; puis l'oligurie, les œdèmes et la dyspnée reparurent.

La malade s'alita, puis rentra à la clinique le 7 décembre, dans le même état qu'au moment du premier séjour.

On recommence les injections de digalène, le 14 décembre, et on les continue pendant quatre jours.

De nouveau, rémission rapide de tous les symptômes.

13 décembre. — Urines: 500 grammes.

14 décembre. — Digalène: 2 × 0 mg. 25. Urines: 600 grammes.

15 décembre. — Digalène: 2 × 0 mg. 25. Urines: 700 grammes.

16 décembre.— Digalène: 1 × 0 mg. 25. Urines: 1.250 grammes.

17 décembre.— Digalène: 1 × 0 mg. 25. Urines: 1.600 grammes.

18 décembre.— Digalène: 2 × 0 mg. 25. Urines: 2.500 grammes.

19 décembre.— Arrêt de la digalène. Urines: 3.600 grammes.

20 décembre. — Urines: 4 litres 100.

21 décembre. — Urines: 3 litres 100.

22 décembre. — Urines: 3 litres 900.

23 décembre. — Urines: 2 litres 950.

Grâce à cette diurèse abondante, les œdèmes disparaissent.

Le cœur se calme ; la pression remonte à la normale. L'état général est excellent.

Le *24 mars 1905*, nouvelle crise d'asystolie ; retour de la malade à l'hôpital ; reprise des injections de digitoxine. L'action extrêmement rapide de la digalène, administrée pour la troisième fois, montre qu'il n'y a pas eu accoutumance.

25 mars. — Urines: 300 grammes.

26 mars. — Urines: 900 grammes.

P., 116, irrégulier.

On injecte 0 mg. 25 de digalène.

27 mars. — P., 108. Pr., 15.5.

Urines: 2 litres.

Digalène: 0 mg. 25.

28 mars. — P., 98. Pr., 16.

Urines: 3 litres 100.

Digalène: 0 mg. 25.

29 mars. — P., 92, régulier. Pr., 16.5.

Urines: 2 litres 500.

Digalène: 0 mg. 25.

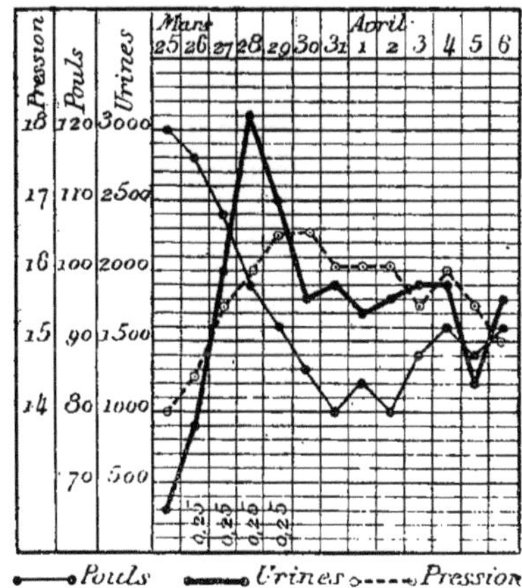

30 mars. — P., 86, régulier. Pr., 16.5.

Urines: 1 litre 800.

Arrêt de la digalène.

Les jours suivants, la diurèse continua à être abondante, et, le 24 avril, la malade urinait encore 2 litres 400.

Le pouls, jusqu'à fin avril, resta de pression moyenne, et d'une régularité parfaite.

Sa fréquence oscilla entre 80 et 100.

Le troisième traitement n'a pas été aussi dépourvu de réaction locale que les deux premiers. Pendant les premières injections, la malade ne s'était jamais plaint, sauf exceptionnellement de légères brûlures durant environ un quart d'heure après l'injection. Les dernières injections, au contraire, ont provoqué une sensation de douleur très désagréable.

OBSERVATION XIV (Livierato)

Fièvre typhoïde. — Asthénie cardiaque.

Catherine G..., 20 ans.

Histoire de la maladie. — La malade entre à l'hôpital pour une fièvre typhoïde, qui évolue normalement.

Pendant la convalescence, signes manifestes de faiblesse du cœur.

Examen. — La pointe est dans le cinquième espace intercostal à 2 centimètres en dehors de la ligne mamelonnaire.

A droite, limite du cœur sur la ligne médiane du sternum.

Le pouls est petit, régulier, de tension basse.

Pas de tachycardie.

Diagnostic. — Fièvre typhoïde ; asthénie cardiaque ; dilatation totale du cœur.

Traitement. On fait à la malade deux injections de digalène de 2 cc. à un jour d'intervalle.

Premier jour. — 3 heures soir. P., 76. Pr. 12,5. Urines, 1100 gr.

Première injection de 2 cc. de digalène.

6 heures soir. P., 84. Pr., 15 cm.

Deuxième jour. — 10 heures matin. La pointe du cœur n'est plus qu'à 1 cm. en dehors du mamelon. Nouvelle injection de 2 cc. de digalène.

5 heures du soir. P., 78. Pr., 15.

Le pouls est plein, de pression moyenne.

Le cœur est presque dans ses limites normales.

Troisième jour. — 4 heures soir. P., 80. Pr., 15 cm. Urines, 2 litres.

Le cœur a repris son volume normal.

Le pouls est plein, la pression élevée, la diurèse abondante.

OBSERVATION XV (Livierato)

Saturnisme chronique. — Insuffisance mitrale. — Asystolie.

Antonio L..., 43 ans.

Intoxication saturnine chronique.

Malade cyanosé et dyspnéique. Œdème des membres inférieurs.

Appareil circulatoire. — Grosse matité cardiaque. Le bord droit du cœur va jusqu'au bord droit du sternum.

Dilatation totale du cœur.

Insuffisance mitrale.

Le pouls est petit, dépressible, arythmique.

Tachycardie légère. P., 98.

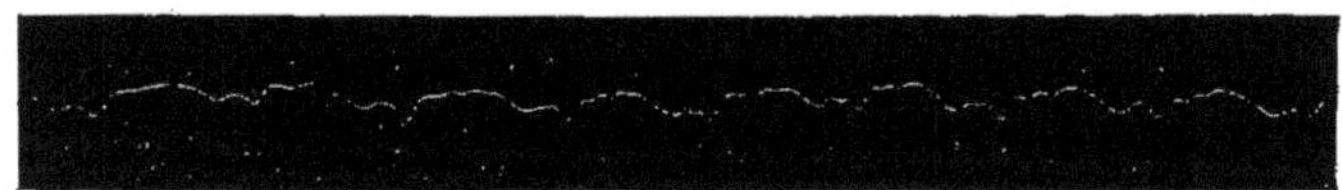

Jugulaires gonflées et turgescentes.

Poumons. — Hydrothorax double. Matité jusqu'à la pointe de l'omoplate.

Foie cardiaque.

Urines rares et foncées, oscillant de 500 à 800 grammes.

Disque léger d'albumine.

Diagnostic. — Saturnisme chronique. Insuffisance mitrale. Asystolie. Hydrothorax double.

Traitement. — Injections de digalène par la voie souscutanée, pendant deux jours, à la dose de 2 cc.

Les jours suivants, les injections ayant été douloureuses, on emprunté la voie gastrique et l'on donne 4 cc. de digitoxine pendant deux jours.

On termine par une dose plus faible de 2 cc., ce qui fait en tout cinq jours de traitement digitoxinique.

Premier jour. — Avant la digalène. P., 98. Pr., 11 cm. Urines, 650 gr. R., 30.

11 heures matin: injection de 2 cc. de digalène.

6 heures soir : P., 90. Pr., 14 cm. R., 26.

Amélioration très nette.

Le cœur a son bord droit sur la partie médiane du sternum.

Le pouls est moins arythmique.

Deuxième jour. — 11 heures. P., 92. Pr., 12. Urines, 1 lit. 250. R., 24.

Injection de 2 cc. de digalène et 2 cc. dans du lait.

6 heures: P., 80. Pr., 14. R., 22.

Le pouls est plus fort, plus régulier.

Plus de dyspnée.

Troisième jour. — 11 heures. P., 88. Pr., 13,5. Urines, 2 lit. 200.

Plus de cyanose.

Diminution de l'hydrothorax et des œdèmes.

On donne 4 cmc. de digalène dans du lait.

Quatrième jour. — 11 heures. P., 80. Pr., 15,5 Urines, 3 litres. R., 20.

Plus d'œdèmes.

Le cœur est dans ses limites normales.

Le pouls est fort et régulier.

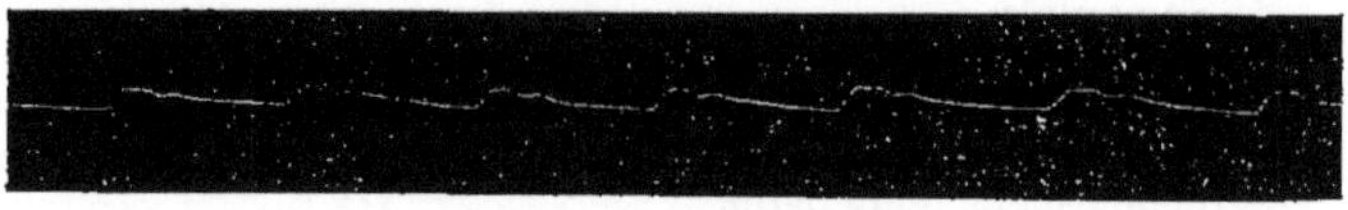

Cinquième jour. — P., 68. Pr., 16 cm. Urines, 3 lit. 200. R., 18.

Presque plus d'épanchement.

On donne encore 2 cc. de digalène dans du lait.

Sixième jour. — P., 78. Pr., 15 cm. Urines, 2 lit. 500.

L'épanchement est résorbé.

Les urines sont claires et ne renferment plus d'albumine.

Le malade sort quelques jours plus tard avec un très bon état général.

Si les injections furent un peu douloureuses, par la voie buccale au contraire la digalène fut très bien supportée.

OBSERVATION XVI (Kottmann)

Empyème métapneumonique. — Asthénie cardiaque.

Homme de 62 ans, domestique.

Il entre le 19 janvier 1904, à l'hôpital, porteur d'un empyème métapneumonique.

Etat général grave.

Dyspnée intense. Toux fréquente. Cyanose.

Appareil circulatoire. — Pas d'hypertrophie cardiaque.

Les bruits sont très sourds, mais pas de souffle.

Le pouls est petit, mou, dépressible. Tachycardie à 108. Intermittences fausses.

Foie : Déborde de un travers de doigt les fausses côtes.

Urines rares, avec albumine.

Traitement. — Pendant deux jours (28 et 29 janvier) on donne de la digalène. On fait une injection de caféine le 28, et une ponction pleurale le 29.

L'état général se remonte aussitôt. Mais l'action de la digalène n'étant pas la seule en jeu, nous n'en parlerons pas.

4 février. — Aggravation de la maladie ; on redonne de la digalène, à la dose de 1 cc. et demi en injection hypodermique.

On continue la même médication pendant quatre jours.

La cyanose et la dyspnée disparurent rapidement.

Le pouls ne fut modifié que lentement ; le 5 février il était encore à 100, un peu irrégulier.

8. février. — Le pouls est à 88 ; l'arythmie n'existe plus ; la tension est bonne, à 16 cm. contre 14 cm. au début du traitement.

Elévation de la diurèse légère, mais manifeste.

L'état général du malade est très amélioré.

Les injections furent toujours indolores, et n'amenèrent aucune réaction locale.

OBSERVATION XVII (Cécikas)

Insuffisance et Rétrécissement mitral.

Femme, 35 ans.

Antécédents personnels. — Bonne santé habituelle.

Mariée, a eu deux grossesses : au cours de la première, avortement au septième mois. La seconde alla à terme, mais l'enfant mourut le lendemain de sa naissance.

Histoire de la maladie. — Depuis sa première grossesse, c'est-à-dire depuis quatorze mois, la malade s'est toujours sentie fatiguée. Au moindre effort elle est essoufflée et son oppression s'accompagne de palpitations.

Depuis quelques temps, œdèmes fugaces aux membres inférieurs.

Examen. — Femme de constitution robuste, dyspnéique et cyanosée.

OEdème des membres inférieurs.

Appareil circulatoire. — Au cœur, choc diffus et assez fort.

Souffle systolique fort et prolongé avec maximum à la pointe.

A la présystole, on note aussi l'existence d'un souffle plus doux et plus faible.

Roulement diastolique.

Le pouls est petit et dépressible. Fréquence, 110.

Foie. — Gros, douloureux à la palpation.

Urines rares, avec disque léger d'albumine.

Diagnostic. — Insuffisance et rétrécissement mitral.

Traitement. — Depuis un mois, la malade est traitée successivement par la digitale, la caféine et la spartéine, sans amener des résultats sérieux.

Le 19 mai, on commence les injections de digalène.

DATES	TRAITEMENT	POULS	DIURÈSE
19 Mai	Digalène 2 × 0 ^{mg} 3	90	800 gr.
20 —	Théocine 0 ^{gr} 50	90	900 —
21 —	Bromure 1 ^{gr} 50	100	1800 —
22 —	Digitale 0 ^{gr} 30	130	800 —
23 —	—	110	800 —
24 —	—	110	800 —
25 —	Digalène 1 × 0 ^{mg} 3	110	600 —
	Théocine 0 ^{gr} 50		
26 —	Digalène 2 × 0 ^{mg} 3	110	1200 —
27 —	—	100	2000 —
28 —	—	90	4000 —
29 —		80	4000 —
30 —		80	4000 —
31 —		75	3000 —
1er Juin		75	

La première injection ayant été douloureuse, la malade refuse de se laisser faire les autres.

On donne alors de la théocine à la dose de 0,50 gr.

21 mai. — La nuit a été très agitée: vertiges, nausées, insomnie.

On prescrit 1 gr. 50 de bromure de potassium.

22 mai. — On essaie de nouveau l'infusion de poudre de feuilles de digitale ; 0 gr. 30 pendant trois jours.

Il ne se produit aucune amélioration.

L'anasarque augmente. Apparition d'un hydrothorax à gauche, dont la matité arrive jusqu'à l'épine de l'omoplate.

25 mai. — Devant l'intensité des œdèmes et de la dyspnée, on reprend les injections de digitoxine.

Pendant quatre jours, injection de 2 cc. de digalène.

En vingt-quatre heures, la quantité des urines a doublé ; en quarante-huit heures, elle a atteint 4 litres.

En même temps, diminution dans la fréquence du pouls, qui, de 110 pulsations, passe d'abord à 90, puis à 80 et enfin à 75.

30 mai. — L'œdème des jambes a complètement disparu. Le foie a repris son volume normal.

1er juin. — Plus de signes d'hydrothorax.

La malade est dans un excellent état général.

OBSERVATION XVIII (Kottmann)

Insuffisance et rétrécissement mitral.

Femme, 27 ans, domestique.

Histoire de la maladie. — Rhumatisme polyarticulaire aigu, il y a 11 ans.

Depuis, dyspnée d'effort et palpitations.

En avril 1900, la malade entre pour la première fois à la clinique avec de la cyanose, de l'oppression, des palpitations et de l'œdème, en somme avec tous les symptômes de l'asystolie.

Depuis cette époque, la malade a fait plusieurs séjours à l'hôpital, les crises d'hyposystolie se faisant de plus en plus nombreuses.

Dans la dernière, l'infusion de poudre de feuilles de digitale, qui réussissait toujours autrefois, n'a produit aucune amélioration.

Examen. — Etat général grave.

Cyanose et dyspnée intenses. Œdème des membres inférieurs.

Appareil circulatoire. — La pointe du cœur bat à un travers de doigt et demi en dehors du mamelon.

La percussion délimite une matité très étendue. A droite, le cœur déborde de deux travers de doigt le bord droit du sternum.

A l'auscultation, souffles systolique et diastolique, avec maximum à la pointe.

Petit souffle systolique à la tricuspide.

Le pouls est très irrégulier, de tension faible. Pr., 13 Hg.

Tachycardie légère. P., 80.

Pouls veineux.

Gros foie.

Urines. — Rares : 500 grammes par 24 heures.

Diagnostic. — Insuffisance et rétrécissement mitral. Insuffisance tricuspidienne relative.

Traitement. — *19 mars.* — Injection de 0 mg. 5 de digalène en deux fois.

20 mars. — Même traitement. Urines: 1 litre 100.

21 mars. — Injection de 1 mg. de digalène en deux fois.

22 mars. — Même traitement. Urines: 1 litre 400.

P., 60. Pr., 14.

L'état général s'améliora rapidement et bientôt les œdèmes disparurent.

Les injections furent un peu douloureuses.

OBSERVATION XIX (Weinberger)

Insuffisance mitrale. — Cirrhose cardiaque.

Suzanne R..., 52 ans, domestique.

A déjà fait plusieurs séjours à l'hôpital, pour des phénomènes asystoliques.

Elle revient le 10 octobre 1904 pour les mêmes symptômes: dyspnée et œdèmes.

Examen. — Malade très dyspnéique.

Anasarque généralisé ; œdème des jambes et du dos.

Ascite considérable, mais pas d'hydrothorax.

Appareil circulatoire. — La pointe du cœur bat à trois travers de doigt en dehors du mamelon.

Souffle systolique à la pointe.

Le deuxième bruit, au foyer pulmonaire, est claqué.

Le pouls est petit, irrégulier.

Tachycardie à 120.

Foie. — Volumineux.

Urines rares, foncées, avec disque léger d'albumine.

Diagnostic. — Insuffisance mitrale. Cirrhose cardiaque.

Traitement. — On soumet la malade aux injections hypodermiques de digitoxine. Le 13 octobre, première injection de 2 cc.

14 octobre. — Pas d'amélioration sensible.

P., 110. Urines: 250 grammes.

Injection de 3 cc. de digalène.

15 octobre. — P., 100. Urines: 500 grammes.

La quantité d'urines étant encore insuffisante, et la dyspnée étant toujours pénible, on fait une ponction de l'ascite, d'où l'on retire 10 litres 500 de liquide.

Pendant une semaine, du liquide continua à s'écouler par l'orifice de la ponction, malgré un pansement légèrement compressif.

Dans la soirée, on a fait une nouvelle injection de 3 cc. de digalène.

16 octobre. — Amélioration manifeste de la fréquence du pouls, qui baisse à 84 pulsations à la minute.

Urines: 600 grammes. Injection de 3 cc.

17 octobre. — Pour la quatrième fois, injection de 3 cc.

18 octobre. — Dernière injection: 1 cc. de digalène. La diurèse est plus abondante. Urines: 1 litre. P., 84.

A partir de ce moment, l'amélioration est rapide. Pendant les jours qui suivirent, la fréquence du pouls se maintînt entre 60 et 80.

La diurèse, à partir du 20 octobre, resta toujours supérieure à 2.000 grammes d'urines ; pendant plusieurs jours, elle fut même égale à 3 litres, comme en témoigne le graphique suivant:

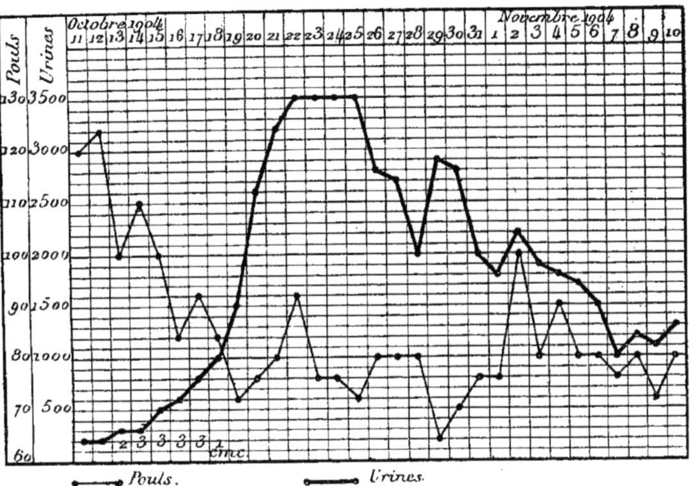

Les œdèmes rétrocédèrent peu à peu.

L'ascite, après la ponction, ne se reforma que très lentement. Le foie diminua de volume.

Par la suite, la malade reprit une nouvelle poussée d'asystolie, qui fut de nouveau, heureusement influencée par la digalène.

OBSERVATION XX (Livierato)

Artériosclérose diffuse. — Myocardite. — Hyposystolie.

Pierre B..., 66 ans.

Alcoolisme. Saturnisme chronique.

Examen. — Dyspnée très marquée ; 36 respirations à la minute.

ŒEdème des membres inférieurs.

Appareil circulatoire. — La pointe, bat dans le 5e espace intercostal, un peu en dehors de la ligne mamelonnaire.

La limite droite de la matité se trouve sur la ligne médiane du sternum.

Pas de souffle. Arythmie.

Le pouls est petit, irrégulier, dépressible. Pr., 13 cm. Hg. Tachycardie à 120.

Poumons. — Râles de congestion.

Foie. — Un peu gros.

Urines. — Rares et foncées: 1.200 grammes par jour.

Diagnostic. — Alcoolisme et saturnisme chronique.

Artériosclérose diffuse. Myocardite chronique. Dilatation et hypertrophie du cœur.

Hyposystolie.

Traitement. — On met le malade aux injections de digalène.

Premier jour. — 11 heures: P., 120. Pr., 13. R., 36. Urines: 1 litre 200.

Injection sous-cutanée de 2 cc. de digalène.

4 heures soir: P., 90. Pr., 15. R., 32.

Deuxième jour. — 11 heures: P., 92. Pr., 14. R., 30. Urines: 1 litre 600.

Nouvelle injection hypodermique de 2 cc.

4 heures soir: P., 80. Pr., 16.5. R., 28.

L'aire de matité cardiaque est nettement réduite.

Troisième jour. — 11 heures: P., 96. Pr., 15. Urines: 1.800 grammes.

Le pouls est régulier. Plus d'arythmie.

Plus de stase pulmonaire.

Les œdèmes diminuent.

On fait une injection intra-veineuse de 3 cc. de digalène.

5 heures soir : P., 80. Pr., 17.

Quatrième jour. — 11 heures: P., 82. Pr., 16. R., 24. Urines: 1 litre 900.

On continue encore quelques jours la médication; mais bientôt on l'interrompt et le malade sort, complètement guéri.

OBSERVATION XXI (Meurice)

Rétrécissement mitral.

Homme, 65 ans.

Antécédents personnels. — Bonne santé habituelle.
Rhumatisme articulaire, il y a 20 ans.

Histoire de la maladie. — Depuis un an, le malade se
plaint d'anxiété précordiale avec céphalée et palpitations.

L'emploi de la caféine fit rétrocéder par deux fois ces
troubles légers. Puis, les troubles de la compensation se sont
de nouveau affirmés et l'hyposystolie est survenue.

Examen. — Homme de haute taille, à musculature puis-
sante.

Dyspnée intense allant parfois jusqu'à l'étouffement et
exaspérée par le moindre mouvement.

OEdème des membres inférieurs, remontant jusqu'à mi-
cuisses.

Appareil circulatoire. — La pointe du cœur bat dans le
5ᵉ espace intercostal, un peu en dedans du mamelon.

Roulement présystolique et dédoublement du second bruit.
Pas de souffle.

Le pouls est petit, irrégulier, et fort dépressible.
Tachycardie. P., 120.

Foie. — Normal et non douloureux.

Urines. — Rares et chargées.

Diagnostic. — Rétrécissement mitral. Hyposystolie.

Traitement. — On prescrit une infusion de 1 gramme de
poudre de feuilles de digitale à prendre dans un intervalle de
dix heures.

Quinze à vingt heures après, celle-ci produit son effet en
assurant une abondante diurèse, qui réduit partiellement
l'œdème ; la dyspnée se calme, mais revient à chaque tenta-
tive de position horizontale. P., 90.

Malheureusement, malgré la dose assez forte du médicament, l'amélioration ne se maintient pas, et, trois à quatre jours après, les symptômes précités réapparaissent progressivement, pour atteindre au septième jour à partir de l'administration de l'infusion, une intensité encore plus prononcée.

L'œdème, notamment, a envahi la totalité des membres inférieurs.

En même temps, apparition d'un certain degré d'ascite.

La dyspnée est de plus en plus marquée ; le malade ne peut se coucher sans être pris immédiatement de suffocation.

Oligurie.

On commence alors le traitement par la digitoxine soluble.

Au niveau de l'avant-bras, injection sous-cutanée de 0 mg. 4 de digalène.

Dans la journée, le malade se sent mieux ; la respiration redevient ample et facile.

Le pouls qui, auparavant, était de 120 à la minute, descend à 90.

La station horizontale devient possible, et la nuit procure au malade un repos auquel il n'était plus habitué.

Deuxième jour. — Nouvelle injection de 0.4 mg. de digalène.

L'amélioration continue.

La diurèse s'installe très abondante et, sous son influence, l'œdème se réduit.

Le pouls se régularise et devient moins dépressible.

Troisième jour. — Injection intramusculaire de 0.4 mg. de digalène dans la région gluréenne.

Quatrième jour. — Nouvelle injection intramusculaire de 0 mg. 4.

La dyspnée a complètement disparu.

La diurèse s'est élevée jusqu'à 5 litres environ par vingt-quatre heures ; aussi, l'œdème si considérable du début n'est plus localisé qu'aux malléoles.

Le pouls est plus régulier et plus énergique.

Cinquième jour. — On continue les mêmes doses de digalène, mais par la voie buccale.

Septième jour. — Le malade, qui, jusqu'ici, avait gardé le lit, se lève une partie de la journée, assis dans un fauteuil.

L'œdème a totalement disparu et ne montre aucune tendance à réapparaître, malgré la position verticale des jambes.

Douzième jour. — Le malade reste levé presque toute la journée et se promène quelque peu dans la pièce.

Seizième jour. — On suspend la médication digitoxinique après 16 doses de 0.4 mg. chacune, soit en tout 6 mg. 4 de digalène.

Le malade est dans un état très satisfaisant.

Ni œdème, ni dyspnée.

Le pouls a récupéré ses caractères normaux, à peu de chose près. P., 75 à la minute.

Vingtième jour. — L'état général est toujours bon

Pendant toute la durée du traitement, il n'est survenu aucun trouble gastro-intestinal: ni vomissements, ni coliques, ni diarrhée. Aucune sensation désagréable dans la bouche.

Aucun symptôme d'intoxication digitalique ne fut observé.

Les injections intramusculaires ont été absolument indolores, mais les injections hypodermiques, au contraire, ont déterminé d'emblée une douleur aiguë dont le malade s'est plaint vivement. La douleur a duré près de dix heures, et s'est calmée par l'application de compresses froides.

OBSERVATION XXII (Pesci)

Pneumonie.

Salvatore G..., 64 ans, marchand ambulant.

Ethylisme et tabagisme marqués.

Attaque de grippe il y a dix jours.

Le 15 février, frisson caractéristique de la pneumonie.

Le 18 février, le professeur Pescarolo est appelé à examiner le malade.

A ce moment, hépatisation du lobe inférieur droit.

Traitement. — Le 18 février, on donne au malade une infusion avec 2 grammes de poudre de feuilles de digitale et une potion alcoolique.

La crise sudorale survient le 21 février, au 7e jour de la maladie. En même temps, chute brusque de la température.

Le malade était considéré comme guéri, lorsque, dans la nuit du 24 au 25 février, il prit de nouveau un grand frisson avec dyspnée intense.

Le 25 février, on notait: T., 40°. P., 108. R., 40.

L'examen des poumons révèle une hépatisation du lobe inférieur gauche.

26 février. — On prescrit une potion alcoolique et deux injections intramusculaires de digalène de 5 cc. chacune.

DATES	TRAITEMENT	TEMPÉRATURE	POULS	RESPIRATION
19 Février		38,3	84	28
21 —		37,5	76	20
24 —		37	84	28
25 —		40	108	40
26 10 h.	$5 \times 0^{mg}3$	39,2	100	36
— 3 h. s.	$5 \times 0^{mg}3$	39,8	100	40
— 4 h. s.			100	32
27 9 h.	$5 \times 0^{mg}3$	39,5	100	28
— 10 h.	$3 \times 0^{mg}3$		90	30
— 3 h.		39,8	92	28
28 9 h.		38,9	80	36
— 3 h.		38	72	32
1er Mars		38	76	32
2 Mars		37,3	76	28

A la suite des injections, il n'y eut pas d'amélioration au point de vue température, et fréquence du pouls ; mais la dyspnée se calma et passa de 40 respirations à 32, en l'espace de quelques heures.

27 février. — On fait deux nouvelles injections de digalène, une de 5 cc., l'autre de 3 cc.

La dyspnée diminue encore. R., 28.

28 février. — La température se maintient désormais au dessous de 39°. Le pouls tombe à 80, dans la matinée, et à 72 vers le soir.

1er mars. — Le malade se sent beaucoup mieux. A 6 heures, crise sudorale avec chute de la température.

2 mars. — T., 37°3. P., 76. R., 28.

Ainsi, en cinq jours, la maladie a évolué vers la guérison, après deux jours de traitement par la digalène.

Les jours suivants, il y eut quelques légères poussées fébriles qui s'apaisèrent aussitôt.

6 mars. — Bradycardie. La guérison définitive arriva rapidement.

Tableau d'ensemble de la médication par la digaléne (Voie sous-cutanée)

OBSER-VATIONS	DIAGNOSTIC	TRAITEMENT	MOMENT D'ACTION	POULS			PRESSION			URINES			RÉSULTAT
				Av. trait.	Pendant	Après	Avant	Pendant	Après	Avant	Pendant	Après	
XII	Maladie mitrale	1er jour 1 cc. 2e au 9e j. 1/3 de cc. *Pro die*	2 × 24 heures	80 irrégul.	84 régulier	?	10-11	12	?	?	3000	2500	Guérison de la cr. d'asystol
XIII	Myocardite Pleurésie droite	Pendant 4 jours 0 gr. 25 *pro die*	8 heures	120 irrégul.	96 irrégul.	86 regulier	14	15-5	16	300	2500	1800	Un mois après P. : 100 U. : 2400 g.
XIV	Asthénie cardiaque typhique	Pendant 2 jours 2 cc. *pro die*	3 heures	76	80	80	12-5	15	15	1100	1700	2000	Guérison en 3 jours
XV	Insuffis. mitrale Hydrothorax doub.	1er 2e jour 2 cc. par voie hypodermique 3e, 4e, 5e j. 4 cc. p. os	6 heures	98 irrégul.	84 regulier	76 régulier	11	14	15	650	3000	2500	Guérison de la cr. d'asystol.
XVI	Pleurésie purul. méta-pneumonique	Pendant 5 jours 1 cc. 1/2 *pro die*	24 heures	108 irrégul.	92 irrégul.	88 régulier	14	?	16	?	?	?	Guérison
XV I	Insuff. et rétréc. mitral	1er jour 1 cc. 2e 3e 4e jour 2 cc.	24 heures	110	90	76	?	?	?	600	4000	3000	Guérison de la cr. d'asystol.
XVIII	Insuff. et rétréc. mitral	1er et 2e j. 1 cc. 1/2 3e et 4e j. 3 cc.	12 heures	80	60	?	13	14	?	500	1 lit. 400	?	Amélioration
XIX	Insuff. mitrale Asystolie	1er jour 2 cc. 2e 3e 4e 5e j. 3 cc. 6e jour 1 cc.	2 × 24 heures	120	92	80	?	?	?	200	800	3000	30 jours après P. : 80 Ur. 1200
XX	Myocard. sclérous. Hyposystolie	1er 2e jour 2 cc. par v. hyp. 3e jour 3 cc. par v. int.-vein.	5 heures	120 irrégul.	92	80 régulier	13	16	16	1200	1800	1000	Guérison de l'hyposystolie
XXI	Rétrécis. mitral	1 cc. par v. hypod. pendant 2 jours 1 cc. p. v. intramusc pendant 2 autres j. 1 cc. per os encore pendant 12 jours	6 heures	120 irrégul.	90 regulier	75	?	?	?	1100	2500	2000	Guérison de la cr. d'asystol.

Voie intra-veineuse.

OBSERVATION XXIII (Pesci)

Insuffisance et rétrécissement mitral.

Philippe B..., 35 ans, ouvrier.

A déjà eu plusieurs fois des troubles de la compensation du cœur.

Examen. — Dyspnée intense. Orthopnée.

Toux fréquente. Crachats hémoptoïques.

Œdème des membres inférieurs.

Au cœur. — Insuffisance et rétrécissement mitral.

Le pouls est petit, irrégulier et fréquent. P., 118.

Pression basse: 14 cm. Hg.

Foie. — Volumineux.

Urines. — Rares : 1 litre en moyenne.

Diagnostic. — Insuffisance et rétrécissement mitral.

Traitement. — On met le malade aux injections intra-veineuses de digalène.

18 mai. — 4 heures du soir: P., 92. Pr., 14 cm. Urines: 1 litre.

Injection de 1 cc. de digalène.

5 heures: P., 80. Pr., 15.

19 mai. — La nuit a été excellente. Le malade a pu reposer pendant plusieurs heures.

La dyspnée est moindre.

10 h. 30: P., 86. Pr., 14.5.

Injection de 1 cc. de digalène.

11 heures: P., 56. Pr., 15.

3 h. 30: P., 84. Pr., 15.

Injection de 1 cc. de digalène.

4 heures: P., 80. Pr., 15. Urines: 2 litres 200.

20 mai. — 9 h. 15: P., 64. Pr., 14.

Injection de 1 cc. de digalène.

10 h.: P., 68. Pr., 16.

4 heures: P., 64. Pr., 15. Urines: 3 litres.

Dernière injection, 2 cc. de digalène.

Les œdèmes ont disparu.

Le foie a repris à peu près son volume normal.

Les jours suivants, la diurèse resta abondante. Du 21 au 27 mai, elle oscilla entre 3 litres et 4 litres, et à partir du 28, elle se maintînt désormais entre 2 litres et 2 litres 500.

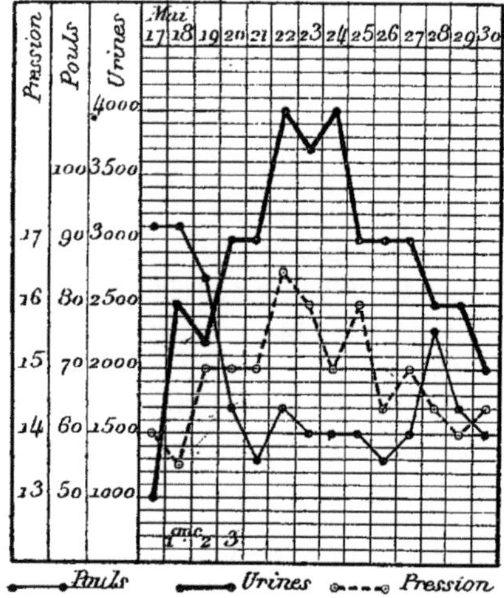

En même temps, le pouls restait de fréquence normale et variait de 60 à 70 pulsations.

La guérison, en somme, se fit rapidement et le malade quitta l'hôpital, guéri de son asystolie.

OBSERVATION XXIV (Kottmann)

Artériosclérose.

Femme de 51 ans.

Histoire de la maladie. — Depuis un an et demi, dyspnée d'effort. Pas de crises d'asthme cardiaque. Palpitations.

OEdèmes fugaces péri-malléolaires.

La malade entre à l'hôpital le 24 juin 1904.

Examen. — Dyspnée. Pas d'œdème. Pas d'ascite.

Appareil circulatoire. — Grosse dilatation du cœur, confirmée par la radioscopie.

Arythmie et tachycardie.

Les artères sont dures et sinueuses. Le pouls est hypertendu, rapide et irrégulier.

Foie. — Un peu gros.

Diagnostic. — Artériosclérose, dilatation du cœur.

Traitement. — La malade se plaignant beaucoup de la dyspnée, et des palpitations, on a recours à la médication digitalique.

25 juin. — 4 h. 50: injection de 0 mg. 4 de digalène.

5 h. 15: injection de 0 mg. 4 de digalène.

5 h. 40: injection de 0 mg. 4 de digalène, en tout 1 mg. 2.

A ce moment: P., 124, irrégulier. Pr., 19. R., 30.

6 heures: P., 124. Pr., 21. R., 28.

8 heures: P., 114. Pr., 21. R., 24.

26 juin. — La malade a passé une bonne nuit, comme elle n'en avait pas eu depuis plusieurs semaines.

11 heures: P., 100, régulier.

5 heures 25: P., 116, régulier. Pr., 18.5. R., 24.

Injection de 1 mg. 2 de digalène dans la médiane cubitale gauche.

6 heures: P., 106. Pr., 20. R., 22.

27 juin. — P., 92. Pr., 19.5. R., 18.

Plus de dyspnée.

Etat général satisfaisant.

Les injections intra-veineuses ne provoquèrent aucune réaction locale.

OBSERVATION XXV (Pesci)

Myocardite chronique. — Artériosclérose.

Luigi G..., 69 ans, chaudronnier.

Examen. — Artériosclérose diffuse.

Myocardite chronique: tachycardie et arythmie.

Ectasie légère de l'aorte descendante.

Gros foie débordant de quatre travers de doigt les fausses côtes.

La rate est grosse.

Emphysème pulmonaire: dyspnée intense.

Urines rares: 800 grammes par 24 heures.

Pas d'œdèmes. Insomnie.

Traitement. — On commence le 11 juin, à 9 h. 30, le traitement digitalique, par une injection intra-veineuse de 3 cc de digalène.

DATES	TRAITEMENT	POULS	PRESSION	URINES
10 Juin		132	17,5	800 gr.
11 — 9 h. 30	$3 \times 0^{mg}3$	104	18	
— 10 h.		80	22	
— 3 h. s.	$1 \times 0^{mg}3$	80	19	1200 gr. depuis 9 h. 30
12 Juin 9 h.	$2 \times 0^{mg}3$	92	21	
— 10 h. 30		76	22	2500 gr.
13 Juin 10 h.	$2 \times 0^{mg}3$	64	21,5	2600 gr.
14 Juin 10 h.	$2 \times 0^{mg}3$	80	18	2000 gr.
— 3 h. s.		76	19	
15 Juin		64	19	2000 gr.

L'amélioration est rapide.

Fréquence du pouls: 9 h. 30, 104. 10 h., 80.

Pression sanguine: 9 h. 30, 18 Hg. 10 h., 22 Hg.

En six heures, la diurèse s'élève à 1.200 grammes : en vingt-quatre heures, 2.500 grammes.

Le 12, le 13 et le 14 juin, on fit de nouvelles injections de 2 cc. de digalène, qui modifièrent peu les premiers résultats obtenus.

Les jours qui suivirent, le pouls oscilla entre 60 et 70, la pression entre 18 Hg. et 19 Hg., et la diurèse, entre 1.800 grammes et 2 litres 100.

L'œdème disparut complètement, et le foie reprit peu à peu son volume normal.

Le malade était considéré comme guéri de son hyposystolie lorsqu'il quitta le service le 26 juin 1904.

Les injections ne furent à aucun moment douloureuses.

OBSERVATION XXVI (Kottmann)

Insuffisance et rétrécissement mitral.

Femme de 27 ans, domestique.

Histoire de la maladie. — C'est la même malade dont il est question dans l'observation XVIII.

Lorsqu'elle quitta la clinique, en avril 1904, la crise d'asystolie était complètement passée, et la malade allait bien.

A la fin de juin 1904, les symptômes de l'hyposystolie réapparurent et la malade entra de nouveau à l'hôpital le 2 juillet 1904.

Examen. — Elle est dans le même état qu'au moment de son premier séjour.

Dyspnée et cyanose intenses.

OEdème des jambes. Ascite.

Cœur: souffles systolique et diastolique à la pointe.

Souffle systolique à la tricuspide.

Pouls anachrote des veines jugulaires.

Arythmie. Pas de tachycardie. P., 60.

Pression basse: Pr., 11 cm.

Urines rares: 300 à 400 gr. par jour.

Diagnostic. — Insuffisance et rétrécissement mitral. Insuffisance relative de la tricuspide.

Traitement. — On donne, à l'entrée, de l'infusion de poudre de feuilles de digitale, qui reste inefficace.

Au bout de huit jours d'interruption de la digitale, on commence les injections de digalène.

11 juillet. — 5 h. 20: P., 68. Pr., 11 cm. Urines de 24 heures: 350 grammes.

Injection de 10 cc. de la solution de digitoxine soluble.

5 h. 25: P., 64. Pr., 13.5.

5 h. 40: P., 64. Pr., 14.

12 juillet. — 2 h. 45: P., 52. Pr., 11.

Injection de 5 cc. de digalène.

2 h. 50: P., 52: Pr., 11.5.

9 heures du soir: P., 48. Pr., 13.

Urines de 24 heures: 1 litre 700.

13 juillet. — P., 40. Pr., 13. Urines: 1.600 grammes

Les jours suivants, le pouls s'accéléra un peu, mais oscilla toujours entre 64 et 72.

La pression se maintint à 13 cm.

La diurèse continua à être normale et varia de 1 litre 200 à 2 litres.

20 juillet. — P., 72. Pr., 13. Urines: 1 litre 300.

Plus de dyspnée.

Les œdèmes ont complètement disparu.

Excellent état général.

OBSERVATION XXVII (Kottmann)

Myocardite chronique.

Employé de brasserie, 53 ans.

Antécédents personnels. — Bonne santé habituelle.
Pas de rhumatisme, ni d'autres maladies infectieuses.
Excès alcooliques.

Histoire de la maladie. — Depuis le commencement de l'année, dyspnée facile avec œdème péri-malléolaire.

Il y a trois semaines, l'oppression étant devenue plus forte et les œdèmes augmentant, le malade entre à l'hôpital le 28 juin 1904.

Examen. — L'état général est mauvais.

Teint blafard. Cyanose extrême des lèvres et des extrémités, qui sont violacées et froides.

Dyspnée intense.

Œdème des membres inférieurs et du scrotum.

Appareil circulatoire. — La pointe est difficile à délimiter. Elle bat à deux travers de doigt en dehors du mamelon.

Les bruits sont très sourds, mais aucun souffle ni autre bruit surajouté.

Arythmie.

Le pouls est petit, irrégulier, dépressible, avec tachycardie légère.

Poumons. — Le malade tousse et crache depuis quelques jours.

L'expectoration est légèrement sanguinolente.

Pas de modifications dans la sonorité.

A l'auscultation: râles de bronchite disséminés dans l'étendue des deux poumons.

Foie. — Volumineux.

Rate. — Normale.

Pas d'ascite.

Urines rares, foncées, avec traces d'albumine. Urines: 500 grammes.

Diagnostic. — Myocardite. Asystolie.

Traitement. — On prescrit la médication par la digalène, en injections intraveineuses.

30 juin. — 6 h. 55 : P., 100, irrégulier. Pr., 11.

Injection de 5 cc. de digalène.

7 heures: P., 96. Pr., 11.5.

7 h. 50: P., 94. Pr., 12.5.

1er juillet. — 11 heures P., 92. Pr., 11.5.

Urines de 12 heures: 1 litre 200.

4 h. 15: P., 96. Pr., 11.5.

Injection de 10 cc. de digalène.

4 h. 20: P., 92. Pr., 13.

5 h. 15: P., 100. Pr., 14.

L'arythmie a disparu.

Depuis midi, urines: 900 grammes.

A minuit, urines de 12 heures: 4 litres 500.

2 juillet. — P., 92. Pr., 12.

Urines de 24 heures: 8 litres.

3 juillet. — P., 96. Pr., 13. Urines: 4 litres 800.

Le malade se sent complètement soulagé.

A la suite de cette diurèse intense, les œdèmes ont rétrocédé à vue d'œil.

Plus d'œdème scrotal.

5 juillet. — Le malade va de mieux en mieux.

Il commence à se lever.

Les œdèmes ont totalement disparu.

19 juillet. — Le malade se sent très bien ; il reste debout toute la journée.

Le foie a repris son volume normal.

La matité cardiaque a diminué, et le choc de la pointe est mieux perçu.

P., 100, régulier. Pr., 11. Urines: 1 litre 800.

Le malade sort de l'hôpital le 22 juillet, complètement rétabli.

Tableau d'ensemble de la médication par la digalène (Voie intra-veineuse).

OBSER-VATIONS	DIAGNOSTIC	TRAITEMENT	POULS			PRESSION			URINES			RÉSULTAT
			Av. inj.	4 h. après	h. suiv.	Avant	4 h. après	h. suiv.	Avant	12h. apr.	24h. apr.	
XXIII	Insuffis. et rétréc. mitral	1re injection 1 cc.	92	80	80	14	15	15	1 lit.	?	2200	9 jours après P. : 64 Pr. 14 U. : 2 lit. 500
		2e injection 1 cc.	86	56	64	14-5	15	15	2200	?	3 lit.	
XXIV	Artériosclérose	1re injection 4 cc.	124	124	114	19	21	21	?	?	?	Amélioration persistante
		2e injection 4 cc.	116	106	92	18-5	20	19-5	?	?	?	
XXV	Myocardite chronique	1re injection 3 cc.	132	80	84	17-5	22	21	800	1200	2500	6 jours après P. : 64 Pr. : 18-5 U. : 2 lit. 100
		5e injection 2 cc.	86	76	64	18	19	19	2000	1200	2100	
XXVI	Insuffis. et rétréc. mitral	1re injection 10 cc.	68	64	52	11	14	11	350	900	1700	8 jours après P. : 72 Pr. : 13 U. : 1 lit. 300
		2e injection 5 cc.	52	48	40	11	13	13	1700	500	1700	
XXVII	Myocardite scléreuse	1re injection 5 cc.	100	94	96	11	12	11-5	500	1200	2100	15 jours après P. : 100 Pr. : 11 U. : 1 lit. 800
		2e injection 10 cc.	96	100	96	11-5	14	13	2100	4500	8 lit.	

CHAPITRE V

ÉTUDE CLINIQUE

Nous étudierons successivement l'absorption, l'action locale, les effets thérapeutiques, l'élimination et l'accumulation.

1° Absorption.

Les voies d'introduction de la digalène dans l'organisme sont nombreuses. Quel que soit le mode d'administration adopté: voie gastrique, hypodermique, intramusculaire ou intra-veineuse, l'absorption est rapide et suivie d'une prompte amélioration.

Donnée par la bouche, la digalène agit en moyenne de 10 à 14 heures après l'ingestion.

Dans certains cas même l'amélioration se produit plus tôt : au bout de 6 heures. Observations I, II, V, IX.

Parfois, au contraire, elle ne survient que tardivement : en 24 heures, observation VII ; et même 48 heures, observation IV ; mais ce sont là des exceptions.

Par la voie sous-cutanée ou intra-musculaire, les effets thérapeutiques de la digalène apparaissent encore plus rapidement, de 6 à 8 heures après l'injection. Observations XIII, XV, XX, XXI.

Chez certains malades, il y a déjà une sédation des phénomènes asystoliques, 3 heures après le début de la médication digitoxinique ; Observation XIV. Chez d'autres, par contre, elle ne se manifeste que 12 ou 24 heures après. Observations XVI et XVII.

Dans ces cas rares il faut admettre une dégénérescence profonde du myocarde incapable de réagir d'emblée à l'action médicamenteuse.

Si on emploie les injections intra-veineuses, la digalène agit alors presque instantanément, quelques minutes à peine après la piqûre. Observations XXIII, XXIV, XXV, XXVI, XXII.

Cette rapidité d'action de la digalène est très importante si l'on songe qu'avec la médication habituelle par les feuilles de digitale ou la digitaline, il faut attendre de 28 à 36 heures avant de voir se produire une amélioration dans l'état général du malade.

Avec la digalène en injections on peut désormais relever l'énergie du cœur aussi rapidement qu'on le voudra.

2° Action locale.

« Pourquoi n'introduirait-on pas sous la peau des substances actives qui trouveraient là les conditions de l'absorption intégrale et qui détermineraient alors d'une façon sûre et plus rapide tous les effets dont elles sont capables ? » Ainsi s'exprimait Fourcroy, en 1785.

La méthode hypodermique était conçue, mais la médication digitalique n'en a pas profité.

Certes, de nombreuses recherches furent faites dans

ce but par Erlenmeyer (1864), Otto et Kitkowsky (1875-1876), Chappet (1879), Kauffmann (1881).

Mais tous ces auteurs ont vu se produire par cette médication des accidents plus ou moins graves : lymphangite, abcès et même de la nécrose.

Nous avons vu, au cours des expériences sur l'animal, que la digalène, au contraire, était absolument inoffensive pour les tissus.

La clinique a confirmé les recherches du laboratoire.

A la suite des injections hypodermiques aucune réaction sérieuse ne se produit au niveau de la piqûre : jamais de lymphangite, jamais d'abcès.

Dans quelques cas seulement il survient parfois, après l'injection, une douleur plus ou moins vive, désagréable pour le malade, mais elle se calme rapidement dans les heures qui suivent.

Le plus souvent les injections sont indolores.

Avec les injections intra-musculaires la douleur n'apparaît jamais, car on opère dans un milieu moins sensible.

Aussi doit-on les préférer aux injections sous-cutanées dont on ne peut jamais dire à l'avance qu'elles seront tout à fait sans douleur.

Par la voie intra-veineuse, non plus, on n'a pas signalé d'accident inflammatoire ou thrombosique. Ces injections intra-vasculaires sont absolument sans danger.

Cette absence de réaction locale s'observe encore d'une façon très nette pour la muqueuse gastro-intestinale.

En effet, par la voie buccale, dans les observations que nous rapportons, on ne signale ni diarrhée ni vomissement imputables au médicament.

Bien entendu, nous ne parlons pas ici de ces vomissements tardifs dus à une intoxication à son début, mais seulement de ces vomissements précoces d'origine irritative.

Cette inocuité de l'action de contact de la digalène sur la muqueuse gastrique est clairement démontrée par l'observation XI.

La malade traitée par l'infusion de poudre de feuilles de digitale la vomit souvent immédiatement après l'ingestion. On donne alors de la digalène qui est bien supportée. Les vomissements s'arrêtent.

En somme, la digalène paraît dépourvue d'action irritante locale, c'est là un avantage très important qu'elle possède sur les autres préparations digitaliques.

3° Effets thérapeutiques.

Ils se manifestent à la fois sur la circulation, la sécrétion urinaire et la respiration.

Appareil circulatoire. — A. — POULS. — Les modifications subies par le pouls doivent être étudiées au point de vue de la fréquence, du rythme et de la pression.

1° *Fréquence.* — Sous l'influence de la digalène il se produit un ralentissement du pouls d'autant plus marqué que la tachycardie était plus forte, mais manifeste aussi chez les malades dont le pouls est peu accéléré.

Observation I.— Pouls avant digalène, 176; 18 heures après, 120; 48 heures après, 104.

Observation VI. —Pouls avant digalène, 144; 4 jours après, 76.

Observation XXVI. — Pouls avant digalène, 68 ; 24 heures après, 48; 48 heures après, 40.

Observation IX.— Avant digalène, P., 128; en 2 jours, P., 80; en 4 jours, P., 58.

Observation VII. — Avant digalène, P., 128 ; en 3 jours, P., 56.

Le ralentissement produit par la digalène persiste d'ailleurs longtemps après qu'on a cessé de l'administrer.

Observation II. — Avant digalène, P., 120; 20 jours après, P. 68.

Observation XIX. — Avant digalène, P., 120; 20 jours après, P., 80.

Observation III. — Avant digalène, P., 90; 16 jours après, P. 68.

On n'a jamais observé de ralentissement exagéré du pouls ni d'accélération excessive, symptômes qui pourraient faire penser à un début d'intoxication.

2° *Rythme.* — Lorsque le pouls est arythmique, une amélioration sensible se produit toujours par la digalène.

Souvent le rythme redevient normal. Observation XV, l'arythmie a disparu en trois jours. Observation IX, disparition en deux jours, comme en témoignent les tracés sphygmographiques.

Dans certains cas une amélioration seule s'est produite, le myocarde étant trop atteint pour retrouver son énergie ancienne.

On n'a jamais signalé de la bigemination du pouls.

3° *Pression sanguine.* — La digalène augmente la pression sanguine.

Observation XV. — Avant digalène, Pr., 11 cm. Hg.; 5 jours après, Pr., 16.

Observation II. — Avant digalène, Pr., 21 ; 24 heures après, Pr., 26.

Observation XIV. — Avant digalène, Pr., 12,5 ; 3 heures après, Pr., 15.

Cette augmentation de pression persiste longtemps.

Observation I. — Avant digalène, Pr., 16 ; 15 jours après, Pr. 18.

Observation II. — Avant digalène, Pr., 21 ; 20 jours après, Pr., 23.

B. — Cœur. — La digalène ralentit et régularise les battements cardiaques.

En même temps le choc précordial est plus énergique, plus limité, plus fort, en « coup de marteau », traduisant des contractions du myocarde plus puissantes.

Si le cœur est dilaté, il diminue de volume. L'observation due à Freund (obs. VIII) est typique. Avant le traitement digitoxinique la matité précordiale était de 180 cq., un mois après, elle n'était plus que de 121 cq.

A côté de cette action cardio-tonique, la digalène exerce aussi sur le cœur une action sédative manifeste. Chez une malade qui souffrait de palpitations violentes et de crises de suffocation très angoissantes (observation I), l'administration de 5 cc. de digalène a suffi pour arrêter brusquement ces phénomènes subjectifs pénibles.

Aussi pourrait-on dire de la digalène ce que Withering disait de la digitale : c'est l'opium du cœur.

Le cœur étant calmé, les battements deviennent plus distincts, les bruits normaux et surajoutés sont mieux perçus et l'on peut alors entendre et localiser les souffles qu'un premier examen n'avait pas permis de saisir.

Observation VIII. — A l'entrée le cœur souffle de tous les côtés et les battements sont tumultueux. On ne peut faire de diagnostic précis. Après l'administration de digalène on entend nettement un souffle systolique avec maximum à la pointe. Plus de bruits de souffle aux autres orifices.

Sécrétion urinaire. — Chez les cardiaques œdématiés, la digalène s'est montrée un diurétique puissant. Cette diurèse est due, en majeure partie, à la résorption des exsudats séreux. Elle est liée à la résolution de l'œdème, elle existe avant tout par lui, elle diminue quand il disparaît.

La digalène, comme la digitale, est un diurétique indirect en raison des modifications apportées à la circulation périphérique et dont l'action consiste surtout à déverser vers le rein les matériaux puisés par une circulation plus active dans les tissus qui sont le siège d'une infiltration.

C'est une sorte de draînage, mais il est intense.

Observation XVII. — Avant digalène, U., 600 gr.; 1 jour après, U., 1200 gr.; 2 jours après, U., 2 litres; 3 jours après, U., 4 litres.

Observation I. — Avant digalène, U., 1200 gr. ; 24 heures après, 2 litres 400; 3 jours après, U., 3 litres.

Observation IV. — Avant digalène, U., 500 gr. ; 24 heures après, 2 litres 500.

Observation II.— Avant digalène, U., 500 gr.; 4 jours après, 3 litres 600.

Observation VI.— Avant digalène, U., 250 gr.; 2 jours après, 4 litres 300; 3 jours après, U., 6 litres.

Observation XXVII. — Avant digalène, U., 500 gr. On fait une injection intravasculaire. 24 heures après, U., 8 litres.

Cette diurèse abondante se maintient pendant longtemps, puis le taux des urines revient peu à peu à la normale.

Observation I. — Avant digalène, U., 1.200 gr.; 15 jours après, U., 3 litres 600.

Observation XIII. — Avant digalène, U., 300 gr.; 1 mois après, U., 3 litres 400.

Observation II. — Avant digalène, U., 600 gr.; 20 jours après, U., 1.700 gr.

Chez les malades non œdématiés, la diurèse augmente peu; sans cependant qu'on puisse dire, comme on l'a prétendu pour la digitale que, l'anasarque disparue, l'action du médicament sur l'appareil rénal ne détermine plus que de l'anurie ou de l'hématurie.

Observation III. — Avant digalène, U., 900 gr. Après la digalène l'état des urines s'est maintenu pendant quelques jours entre 1.500 gr. et 2 litres, sans jamais dépasser ce chiffre.

Mais il est inutile de multiplier ces exemples.

La digalène est un diurétique puissant chez les cardiaques œdématiés,

Appareil respiratoire.— La digalène a une action très nette sur les mouvements respiratoires. Sous son influence ils deviennent plus faciles et plus dégagés. Aux malades en proie à une dyspnée intense, pour qui le moindre mouvement est une source d'angoisse, et qui ne peuvent se mettre en décubitus dorsal sans être pris de suffocation violente, la digalène apporte un soulagement presque immédiat.

Observation II. — Avant le traitement : 46 respirations à la minute ; 24 heures après : R. 30.

Observation XXIV. — Avant le traitement : 30 respirations ; 48 heures après : R. 18.

Observation I. — Avant digalène : R. 44 ; 24 heures après : R. 34 ; 48 heures après : R. 30.

4° Elimination et Accumulation.

La digitale est une substance qui s'accumule dans l'économie, capable de produire tout d'un coup des accidents graves d'intoxication, alors que rien ne pouvait, auparavant, les faire prévoir.

En est-il de même avec la digalène ?

On peut classer les accidents d'intoxication digitalique en trois groupes :

1° Troubles gastro-intestinaux : Sécheresse de la gorge, vomissements, coliques, diarrhée.

2° Troubles cardiaques. Arythmie: rythme couplé, bigémination du pouls.

3° Troubles nerveux: céphalée, étourdissements, hallucinations, délire digitalique, syncopes.

Aucun de ces accidents n'est survenu à la suite de la médication digitoxinique : pas de vomissements, pas de pouls bigéminé, pas de céphalée.

La digalène ne s'accumule donc pas dans l'organisme et cela ressort évidemment de l'observation VII. En quatre jours, il a été donné à ce malade 24 cc. de la solution officinale, c'est-à-dire 7 mg. 2 de digitoxine soluble. Si l'on avait donné une pareille dose de digitaline, bien certainement des accidents graves se seraient produits.

Il n'en a rien été avec la digalène. Et d'ailleurs cela est facile à s'expliquer. A quoi tient l'accumulation de la digitale ? On en est réduit à des hypothèses dont la meilleure est de mettre en cause la lenteur de son élimination. On admet en effet qu'il faut au moins huit jours pour que l'organisme cesse d'en être empreigné, dans ces conditions, il est évident que les doses journalières vont s'additionner. Si la digalène ne s'accumule pas, tout au moins aux doses thérapeutiques, elle le doit à son élimination rapide, dont il est facile d'avoir une vérification clinique.

L'observation XXI, due au docteur Meurice, de Gand, est très démonstrative. Il donnait, par jour, seulement 1 cc. de digalène, le matin, et prenait le pouls matin et soir. Il constata alors que pendant les douze premiers jours il y eut des variations semblables.

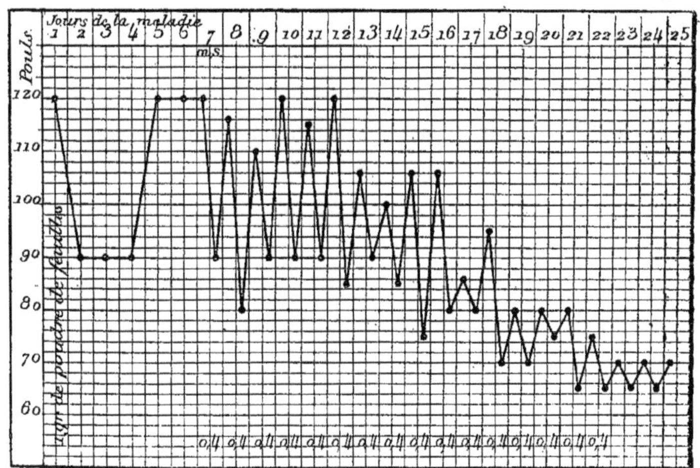

Le matin, au moment de prendre la digalène, le malade avait de 100 à 120 au pouls.

Le soir, il n'avait plus qu'entre 75 et 90.

Quelle explication donner à ce phénomène ? Une seule est plausible et satisfaisante. Comme on ne donne qu'une seule dose, et le matin, il faut admettre que l'action du médicament se produit dans la journée pour ramener le pouls à la normale dans la soirée et qu'ensuite, pendant la nuit la digalène s'élimine et le pouls reprend sa fréquence anormale.

Si cette explication était erronée, il faudrait alors trouver un pouls à peu près constant autour d'une certaine fréquence, comme cela se produit avec la digitale qui continue à demeurer plus longtemps dans l'organisme.

Ce n'est qu'à partir du 13e jour que le pouls s'est maintenu à une fréquence constante et normale, alors que le cœur, tonifié par la digalène, eut retrouvé sa fonction physiologique.

Et maintenant, pourquoi cette élimination rapide ? Nous en avons déjà parlé au chapitre III. Il est évident qu'une substance qui diffuse facilement dans les liquides de l'économie, doit s'éliminer plus rapidement qu'une autre substance moins soluble.

La digalène possède donc toutes les propriétés thérapeutiques de la digitale, elle n'en diffère que par son absorption plus rapide, son action locale non irritante et son défaut d'accumulation.

CHAPITRE VI

INDICATIONS

Les propriétés thérapeutiques de la digalène étant les mêmes que celles de la digitale, les indications de la digitoxine soluble se confondent avec celles du traitement digitalique. Mais, s'il est des cas où la digitale et la digalène peuvent être indistinctement prescrites, nous verrons qu'il en est d'autres, encore nombreux, où cette dernière seule peut être employée.

A côté des indications générales communes à la digitale et à la digalène, il y a donc des indications particulières, spéciales à ce médicament.

Indications générales.

La digitoxine soluble a été employée dans les affections les plus diverses, dans les mêmes conditions que le traitement habituel.

1° *Maladies du cœur, lésions valvulaires.* — Dans l'hyposystolie, quand le pouls est inégal, irrégulier et fréquent, les contractions cardiaques sans énergie; quand l'œdème se montre aux malléoles; quand les urines sont rares, la dyspnée de plus en plus vive et que la tension artérielle est tombée au-dessous de la normale, la digalène donne de véritables résurrections.

Sous son influence, le pouls se régularise, la tension se relève, la diurèse redevient abondante, les œdèmes se résorbent peu à peu, la respiration devient plus facile, les malades, en un mot, recouvrent pour quelque temps la santé.

Observations XX, IX, XXV.

Dans l'asystolie, on a prétendu que la digitale était plutôt nuisible qu'utile, car le cœur dégénéré était incapable de répondre à l'excitation digitalique.

Le plus souvent, pourtant, les malades retirent un bien énorme de la digitoxine soluble.

L'œdème des jambes, l'ascite même disparaissent grâce à une diurèse abondante. Le succès est sans doute éphémère, mais il est d'autant plus brillant que l'état était plus grave.

Observations XVIII, XIX, XXI, I, VII.

2° *Cardiopathies artérielles et artério-sclérose.* — Si, au début de ces affections, lorsque la tension artérielle est élevée la digalène est contre-indiquée, il n'en est plus de même à l'apparition de l'hyposystolie, quand les « aortiques, a dit Huchard, sont devenus des cardiaques ».

La digitoxine soluble, employée dans ces conditions, donne d'excellents résultats.

Observations XXIV, XXVII.

3° *Tachycardie et palpitations.* — Ce ne sont là que des symptômes, et il est bien évident que le seul traitement logique est la suppression de la cause ; mais, en tant que médication symptomatique, dans un certain nombre de cas on obtient, avec la digalène, une amélioration très nette.

Kottmann cite, en particulier, deux basedowiens chez qui la tachycardie fut très heureusement modifiée ; en même temps, l'agitation cardiaque était calmée et l'angoisse disparaissait.

4° *Asthme cardiaque.* — Huchard distingue les cardiopathes dyspnéiques en cardiaques valvulaires ou dyspnéiques rouges, au facies mitral, et en cardiaques artériels ou dyspnéiques blancs au facies aortique. Chez ceux-ci, la digalène, évidemment, ne saurait être employée, à cause de leur forte tension sanguine.

Mais chez les cardiopathes valvulaires à dyspnée paroxystique et nocturne, la digalène est d'un heureux effet immédiat.

Cette action fut manifeste chez une de nos malades : observation I.

5° *Néphrites.* — La digitoxine soluble ne s'éliminant pas en nature par le rein, l'albuminurie n'est pas une contre-indication à son emploi.

Au contraire, sous son influence, le plus souvent la quantité d'albumine diminue.

Observations XV, VIII, VI.

Toutefois, on ne saurait employer la digalène dans les premières étapes des néphrites interstitielles alors que la pression sanguine est hypernormale.

Mais quand le cœur a lâché, que des congestions viscérales, des hydropisies démontrent que la tension sanguine est enfin plus basse, la digitoxine soluble trouve son indication et amène une amélioration évidente.

Observation XI.

6° *Pneumonie.* — La digitale a de tout temps occupé une grande place dans le traitement de la pneumonie.

Bon nombre d'auteurs même ont cru reconnaître à ce médicament une action quasi-spécifique, antitoxique, et l'ont employé de façon systématique.

Cette opinion a encore aujourd'hui d'ardents et brillants défenseurs (Hirtz, Pétrescu, Landouzy).

La plupart des cliniciens admettent plutôt qu'il est fréquemment opportun de l'employer, surtout chez le vieillard, en se règlant sur l'état de la circulation et en se basant sur l'aphorisme de Huchard : « Dans la pneumonie, la maladie est au poumon, mais le danger est au cœur ».

La digalène a été employée dans le service du professeur Pescarolo chez un grand nombre de pneumoniques et les résultats, consignés dans le travail de Pesci, son assistant, montrent une influence heureuse sur la température, le pouls et la diurèse.

Pesci signale en même temps une leucocytose énorme sous l'action de la digalène, telle qu'on en voit dans la médication digitalique.

Nous avons rapporté une de ses observations: observation XXII.

7° *Autres maladies aiguës.* — La digalène a été employée dans différentes autres maladies, surtout dans les cas nombreux où le cœur épuisé faiblit et où l'asthénie cardiaque peut faire craindre des accidents graves, surtout si le myocarde est atteint.

Pour la fièvre typhoïde, la question de l'emploi de la digitale est très discutée : certains auteurs prétendent qu'il faut en donner, d'autres s'y refusent d'une manière absolue.

Il faut savoir être éclectique et la digalène, maniée avec prudence, a donné à Livierato un excellent résultat que nous avons rapporté dans l'observation XIV.

Ainsi, dans tous les cas où la digitale est indiquée, la

digalène a été employée, èt chaque fois, les résultats ont été ceux que l'on espérait.

Aussi, la digalène, à formule chimique bien établie, d'un dosage sûr, toujours identique à elle-même, doit être préférée aux préparations galéniques de la digitale, trop inconstantes dans leur composition et dans leurs effets thérapeutiques.

Mais en dehors de ces indications communes à la digitale et à la digalène, il est des cas où celle-ci seule doit ou peut être employée, car ils correspondent à des contre-indications de la médication habituelle ou a des propriétés que cette dernière n'a pas.

Indications particulières.

Ces indications spéciales à la digalène sont :

Un traitement de longue durée.

Un mauvais état gastro-intestinal.

La nécessité d'une action rapide.

1° *Traitement de longue durée.* — Le reproche que l'on fait à la digitale est d'être d'une élimination trop lente. Aussi ne peut-on longtemps en faire usage sous peine d'aboutir, plus ou moins tôt, aux effets éméto-cathartiques et à une intoxication dangereuse pouvant conduire à la dégénérescence du cœur.

Il est classique de dire : « on ne doit pas donner de digitale ou de digitaline pendant plus de quatre à cinq jours de suite, et l'on attendra quinze à vingt jours avant de la prescrire de nouveau ».

Or, malgré tous leurs avantages, les nombreux succédannés de la digitale, tels que le strophantus, le mûguet, la spartéine, ne sont pas capables de la remplacer.

Que faire alors lorsque le cœur faiblit de nouveau, quelques jours à peine après la cessation de la digitale ?

Si l'aphorisme de Huchard: « Ni trop, ni trop peu; ni trop souvent, ni trop longtemps », est vrai pour la digitale, nous avons vu qu'il ne saurait s'appliquer à la digalène, qui s'élimine très rapidement et ne fait courir au malade aucun danger d'intoxication.

Aussi la digalène est-elle indiquée dans les cas nombreux où le cœur a besoin sans cesse d'être tonifié, chez les malades présentant des crises d'hyposystolie ou d'asystolie à répétition, presque subintrantes, et lorsque la digitale ne peut plus être employée, soit qu'il y ait eu accoutumance, soit que l'on craigne une accumulation.

2° *Mauvais état gastro-intestinal*. — « Quand le cœur doit être soutenu, c'est à la digitale qu'il faut s'adresser; bien maniée, elle donnera des résultats merveilleux et souvent même inespérés, mais à une condition expresse: c'est qu'elle soit tolérée par l'estomac. »

Or, tous les cliniciens, depuis Withering, ont remarqué justement que cette tolérance que l'on souhaitait si vivement pour les malades n'était pas toujours parfaite : cette incompatibilité entre organe et médicament les avait tellement frappés qu'ils étaient allés jusqu'à faire jouer à cette influence un rôle primordial dans l'action physiologique de la digitale.

Directement la digitale ou la digitaline peuvent produire, même à doses faibles mais répétées, de la séchéresse de l'arrière-bouche, des nausées, des vomissements et de la diarrhée accompagnée ou non de coliques et d'épigastralgie.

Même, en dehors de ces cas d'intolérance gastrique, certaines personnes ne peuvent, sous l'influence de susceptibilités individuelles bizarres, supporter le médicament.

Si la digitale peut occasionner de tels accidents sur les organes normaux, quelle pertubation ne va-t-elle pas apporter chez des malades dont le tube digestif fonctionne mal?

Un mauvais état gastro-intestinal peut produire des phénomènes d'intolérance qui conduiront par leur propres troubles à une accentuation des troubles circulatoires.

Depuis les recherches de Potain, on connaît la fâcheuse influence qu'exercent les désordres du tractus intestinal et de ses annexes sur le cœur droit, dont ils déterminent assez promptement la dilatation.

Nous avons vu, au contraire, que plusieurs fois, tandis que la digitale n'était pas tolérée, la digalène donnée après coup était très bien supportée et n'amenait aucun symptôme d'intolérance.

On n'a jamais signalé non plus de susceptibilité individuelle.

Aussi dans ces cas, rares il est vrai, d'idiosyncrasie digitalique, chez ces malades en asystolie, dont l'estomac souvent fonctionne mal, et dont tout le tube digestif demande à être ménagé, la digalène est formellement indiquée.

Mais jusqu'ici, si l'état gastro-intestinal est mauvais, il peut néanmoins suffire encore à l'absorption du médicament ; au contraire chez ces malades, où les vomissements se succèdent, où la diarrhée est profuse, la médication buccale serait une erreur.

Dans la fièvre typhoïde par exemple, bien que peu irritante, la digalène le serait encore trop et le tractus intestinal, réagissant à sa manière, l'expulserait rapidement dans une débâcle, au risque de donner une impulsion nouvelle à un processus diarrhéique quelquefois sur le point de s'éteindre.

De même, supposons un malade atteint de foie cardiaque, d'asystolie hépatique confirmée, avec une glande hypertrophiée, dure et douloureuse. Il éprouve une sensation pénible de barrement dans l'hypochondre droit. Les phénomènes dyspeptiques sont très accusés ; l'appétit est perdu; des nausées, des vomissements, des alternatives de diarrhée et de constipation ont remplacé les fonctions normales ; les hémorragies intestinales sont fréquentes.

Comment donner de la digitale ou de la digalène par la voie gastrique, elles seraient vomies.

C'est dans ces cas de délabrement gastro-intestinal que la digitoxine soluble trouve une indication nouvelle sous la forme d'injections.

Les injections sous-cutanées, nous le savons, sont quelquefois douloureuses et ne présentent aucun avantage sur la voie intra-musculaire, c'est donc à celle-ci que nous aurons recours.

C'est la médication de choix.

Nous pouvons donc nous résumer en disant: « Dans tous les cas où l'état du tube gastro-intestinal sera mauvais, on devra préférer la digalène aux autres préparations de digitale, à cause de son action locale dépourvue d'irritation. Si le malade ne vomit pas, on pourra l'employer par la voie buccale, si au contraire il

y a des vomissements ou de la diarrhée, on l'emploiera
en injections intra-musculaires. »

3° *Rapidité d'action.* — En médecine, les circons-
tances sont nombreuses où d'une médication énergique
dépend souvent la vie du malade. Savoir aller vite, c'est
déjà mettre de son côté de nombreuses chances de
succès.

Dans la médication digitalique, cette nécessité se présente souvent et jusqu'à présent on était à peu près dé-
sarmé.

Ainsi, chez ces typhiques, dont le rythme fœtal a remplacé le rythme normal, lorsque le cœur affolé par le
poison de l'Eberth bat la générale, quand le sang déjà
altéré ne circule plus avec la force nécessaire, que les
sécrétions languissent en raison de cette faible tension
vasculaire, quand le bulbe mal irrigué ne peut plus suffire à ses importantes fonctions, aux dangers de l'infection et de l'intoxication s'ajoutent ceux d'une anémie
aiguë. Le malade pâle et faible est dans un état lipothy-
mique qui annonce et précède la syncope et le collapsus.

La mort est imminente : il faut agir vite. Le peut-on
par la voie gastrique ? Il ne faut pas y songer ; la digitale
est trop irritante et d'ailleurs elle exercerait trop tard
son action.

On peut alors employer la digalène en injection
intra-musculaire : l'action se produira en quelques
heures, ou même avoir recours aux injections intra-
veineuses : l'effet sera presque immédiat.

De même dans la pneumonie, lorsque le pouls devient
petit, dépressible et fréquent, quand la stase dans le
système veineux se traduit par de la cyanose, l'indication
est pressante, il faut aller vite.

La digalène par voie intra-musculaire ou intra-veineuse le permettra.

En serait-il de même. avec la digitale par la voie buccale ?

Nous possédons dans la digitoxine soluble une arme redoutable toutes les fois que le salut du malade dépendra d'une action thérapeutique rapide, et à ce titre les injections intra-veineuses méritent de passer dans la pratique thérapeutique.

En résumé, nous pouvons dire que la digalène peut remplacer avantageusement les préparations galéniques de la digitale dans tous les cas où celle-ci est indiquée, mais que, de plus, elle doit et elle peut seule être employée chez ces malades, pour lesquels on craint l'intolérance gastro-intestinale ou l'intoxication et pour lesquels on souhaite une action digitalique rapide.

CHAPITRE VII

MODES D'ADMINISTRATION ET POSOLOGIE

L'administration de la digalène, comme celle de la digitale, est soumise à un certain nombre de précautions, indispensables pour obtenir de ce médicament le maximum d'effet.

Si cela est possible, il faut laisser le malade au repos pendant quelques jours ; puis on lui administre un purgatif et on le soumet au régime lacté.

Ces trois moyens préparatoires : le repos, le purgatif et le régime lacté, en favorisant le travail du cœur, amènent déjà une sédation dans les troubles que l'on veut combattre.

Le terrain étant ainsi préparé, on peut alors prescrire la digitoxine soluble en adoptant l'une ou l'autre des nombreuses voies d'administration que l'on a à sa disposition :

1° Voie gastrique.

2° Voie rectale.

3° Voie hypodermique.

4° Voie intra-musculaire.

5° Voie intra-veineuse.

Voie gastrique.

La digalène peut se donner dans tous les excipients : eau, vin, tisane, etc., mais nous recommandons principalement le lait, car la solution présente un goût quelque peu désagréable qui est mal dissimulé par les autres liquides.

L'absorption est rapide et ne s'accompagne d'aucun symptôme d'irritation gastrique ou intestinale : pas de vomissements, pas de coliques, pas de diarrhée.

C'est la voie de choix pour le traitement digitoxinique — lorsqu'elle peut être employée. —

Posologie. — Les doses à employer sont différentes suivant le but que l'on se propose. Lorsque l'énergie cardiaque est chancelante : maladies fébriles, début de rupture de la compensation, myocardites aiguës, les doses de 2 à 3 cc. par jour (1) sont suffisantes.

Quand les phénomènes d'insuffisance cardiaque sont plus graves (asystolie, sous toutes ses formes), il faut recourir à des doses plus fortes et prescrire 4 à 5 cc. *pro die* pendant 2 ou 3 jours, et l'on revient ensuite aux doses de 2 et 3 cc. employées dans les cas précédents.

D'une façon générale, on diminuera les doses dès que l'amélioration se sera produite.

Le traitement pourra se prolonger pendant 6, 8 et même 15 jours, suivant les effets que l'on aura obtenus et ceux que l'on recherche.

---

(1) Dans la pratique courante, il est plus facile de prescrire la digalène en centimètres cubes qu'en poids de principe actif.

C'est cette posologie que nous indiquons.

Il suffit d'ailleurs de se rappeler que 1 cc. $= 0$ mg. 3 de digitoxine pour passer d'une dose à l'autre.

En tenant compte de l'équivalence thérapeutique : 1 cc. $= 0$ g. 15 de poudre de feuilles de digitale, on ne sera jamais embarrassé pour savoir la dose de digalène que l'on doit prescrire.

Dans tous les cas on n'aura pas à craindre d'accidents toxiques, puisque la digalène ne s'accumule pas.

Voie rectale.

Nous n'en connaissons pas d'observation, mais il est évident qu'on doit en attendre d'excellents résultats.

Cependant, ce sera toujours une voie d'exception.

Posologie. — Les doses sont les mêmes que par la bouche.

Voie hypodermique.

Technique. — Le manuel opératoire est simple. Aucun point de prédilection ; il suffit que la peau glisse facilement sur les plans sous-jacents.

Cependant, il vaut mieux faire l'injection à l'avant-bras ou encore entre les omoplates et la colonne vertébrale.

Bien entendu, on prendra des soins antiseptiques minutieux. C'est le cas de répéter ce que disait le professeur Landouzy : « Les solutions préparées aseptiquement avec des matières aseptiques, conservées aseptiquement, doivent être employées aseptiquement par des mains aseptiques, avec un outillage aseptique sur une peau aseptisée ».

On fera suivre l'injection d'un léger massage et l'on pourra placer sur la piqûre un pansement humide, à l'eau blanche ou à l'acétate d'alumine, qui calmera la cuisson et l'irritation consécutives à l'action de la solution de digalène sur les terminaisons nerveuses de la peau et du tissu cellulaire sous-cutané.

Posologie. — S'en rapporter aux injections intra-musculaires.

Voie intra-musculaire.

Ce mode d'administration a été préconisé par le professeur Eulenburg, de Berlin.

Les injections sous-cutanées, nous le savons, sont parfois un peu douloureuses ; les injections intra-musculaires ne le sont jamais, c'est donc la méthode de choix à employer toutes les fois qu'on aura recours aux injections.

Technique. — C'est la même que pour les injections mercurielles.

On pratique l'injection de préférence dans les muscles fessiers et dans les extenseurs de la cuisse : environ 3 cm. en arrière du bord postérieur du grand trochanter.

L'injection doit être profonde et suivie d'un léger massage.

Posologie. — D'une façon générale, le traitement par les injections ne convient pas pour un traitement digitoxinique de longue durée.

Il doit être réservé aux cas d'indication pressante; puis, l'effet cherché étant obtenu, il est préférable de continuer le traitement par la voie gastrique.

C'est en somme une méthode mixte qui, à notre avis, doit être employée toutes les fois qu'on le pourra.

Les doses que l'on doit prescrire sont les mêmes que pour la médication par la voie buccale.

On pourra injecter 2 ou 3 cc. de digitoxine par jour pendant 4 à 5 jours et l'on se guidera sur les résultats obtenus pour diminuer ou cesser le traitement.

Voie intra-veineuse.

C'est la première fois que ce mode d'administration de la digitale est employé en clinique.

L'injection est absolument sans danger et d'un manuel opératoire facile, mais c'est une médication héroïque et elle sera réservée aux cas urgents.

Technique. — On lave soigneusement la peau, au pli du coude, sur une veine déjà saillante par la stase veineuse, puis on enfonce obliquement l'aiguille de la seringue de Roux à travers la peau, fixée avec les doigts, et dans la direction du courant sanguin.

Si la veine est peu apparente, on peut procéder comme pour la saignée et faire une ligature au-dessus du pli du coude.

On sent nettement lorsque l'aiguille est dans le vaisseau ; pour en être certain, on peut enlever la seringue de l'aiguille d'où il sort alors de grosses gouttes de sang.

On fixe de nouveau la seringue à l'aiguille et l'on injecte chaque fois, après un intervalle de quelques secondes, un dizième de centimètre cube, lentement, de façon à éviter la formation de caillots, bien que la formation d'un thrombus n'ait jamais été notée.

Mais la thrombose peut se produire d'autant plus facilement que le calibre de la veine est plus étroit et que l'injection est poussée plus rapidement.

Si l'on a fait une ligature préalable, elle doit être détachée avant l'injection.

Posologie. — Elle a été bien étudiée par Kottmann. Celui-ci, dans ses recherches, a commencé par des doses très faibles, puis il en est arrivé à injecter dans les veines des doses de digalène absolument extraordinaires si on les compare aux doses employées dans les autres modes d'administration.

Il a reconnu d'ailleurs que ces doses élevées étaient indispensables pour obtenir l'action désirée.

Il est possible que, dans les injections intra-veineuses, une partie de la substance active soit rapidement éliminée.

Etant donné les petites doses de digitoxine employées et sa facile destruction dans l'organisme, il n'est pas possible de se rendre compte exactement de cette élimination.

Comme doses, il faut injecter en une seule fois 3 à 5 cc. le matin, et répéter la même dose le soir, s'il n'y a pas eu amélioration.

On pourra continuer le traitement pendant trois à quatre jours, en diminuant progressivement les doses, suivant les résultats obtenus.

On cessera la médication quand une amélioration satisfaisante sera survenue.

CONCLUSIONS

I. — La digalène, ou digitoxine soluble Cloetta, est un glycoside de la digitale analogue à la digitaline chloroformique française.

Elle en diffère surtout par sa solubilité dans l'eau.

II. — La digalène possède les mêmes propriétés thérapeutiques que la digitale:

1° Elle ralentit, régularise et renforce les battements du cœur.

2° Elle relève la tension sanguine.

3° Elle est diurétique.

III. — L'amélioration est rapide, quels que soient les modes d'administration, et tous peuvent être employés:

1° Voie gastrique, amélioration en quelques heures.

2° Voies intramusculaire et sous-cutanée, action encore plus rapide.

3° Voie intra-veineuse, action en quelques minutes.

IV. — La digalène n'est pour ainsi dire pas irritante pour les tissus, aussi:

1° Pas d'intolérance gastro-intestinale par la voie buccale.

2° Pas de réaction locale après les injections.

V. — Elle est moins toxique que les autres préparations digitaliques; de plus, aux doses thérapeutiques, elle s'élimine rapidement, et, par suite, ne s'accumule pas.

VI. — La digalène pourra donc, dans tous les cas, être substituée avec avantage à la médication digitalique habituelle; de plus, elle sera spécialement indiquée :
quée:

1° Lorsqu'on voudra agir vite;

2° Lorsqu'il faudra ménager le tube digestif;

3° Lorsqu'un traitement prolongé sera nécessaire.

VII. — Son équivalence thérapeutique est la suivante:
1 cc. de la solution officinale, digalène = 0 mg. 3 de digitoxine soluble = 0 gr. 15 de poudre de feuilles de digitale.

La dose moyenne est de 2 à 3 cc. *pro die* pendant cinq à six jours.

BIBLIOGRAPHIE

ARNOZAN. — Précis de thérapeutique, t. II, 1903.

AVANZINO. — *Arch. Med. degli Osped. Civ. di Genova*, n° 2, 1905.

BACCARANI. — *Bollettino della Societa Medico Chirurgica di Modena*, 1904-1905.

BARDET. — Nouveaux remèdes, 1889-1895.

BERNHEIM. — La digitale, 1900.

BIBERGEIL. — Digalen ein Ersatzmittel des Digitalisinfuses. *Berliner klin. Wochenschrift*, n° 51, 1904.

BIÉTRIX. — L'injection hypodermique de digitaline. Th. de Lyon, 1903.

BONDOUY. — Des principes actifs de la digitale. *Rennes Médical*, juillet 1906.

BRUNTON (Lauder). — Effets physiologiques et thérapeutiques de la digitale et de ses principes actifs. XIIIᵉ Congrès intern. de méd., t. VI, Paris, 1900.

CECIKAS. — Sur l'action thérapeutique de la digitoxine soluble Cloetta. *Revue de médecine*, n° 11, 1905.

CECONI e FORNACA. — Del valore terapeutico del Digalen. *Gazz. degli Osped. e della Clin.*, n° 99, août 1905.

CHAPPET. — Étude sur la digitale. Th. de Lyon, 1879.

CLOETTA. — Uber Digalen (Digitox. solubile). *Münchener med. Woch.*, 1904, n° 33.

Cloetta. — Uber die Kumulativwirkung der Digitalis. *Münch. med. Woch.*, nov. 1906, n° 47.

Dennig. — *Jahrb. d. pr. Med.*, 1905.

Deunich. — *Jahre. d. Prakt. Med.*, 1905.

Dixon Mann. — *British Med. Journ.*, mai 1905.

Écalle. — Dosage de la digitaline dans les différentes préparations de la digitale. *Journ. de pharm. et de chim.*, 1903.

Eulenburg. — Intramuskuläre Injektionen von Digalen. *Medizinischen klinik*, 1906, n° 6.

Franck (François). — Action cardiaque de la digitale et des digitalines. Clinique médicale de la Charité, 1894.

Freund. — Uber Digalen. *Münch. Med. Woch.*, n° 41, 1905; *Therap. Monatsh.*, déc. 1905.

Das Abyssinin und sein Vergleich mit einigen Digitalispräpaten. *Zeitschr. f. exper. Path. u. Ther.*, 1905.

Die Digitalisbehandlung der Herzschwäche bei Infectionskraukheiten. *Medizinischen Woche*, 1906, n°s 17-18.

Grassmann. — *Münch. Med. Woch.*, n° 3, 1906.

Gübler. — Injection de digitale. *Bull. de la Soc. de thérap.* 1878.

Haberfeld. — *Orvosi Hetilap*, n°s 32-33, 1905.

Haffter. — *Correspondenzblatt für Schweizer Arzte*, n°s 13-14, 1905.

Haskovec. — *Wiener Med. Woch.*, n° 13, 1905.

Herzig. — *Arch. f. Exper. Pathol. u. Pharmak.*, vol. LIII, 1905.

Hochheim. — Klinische Erfahrungen mit Digalen. *Centralblatt für innere Medizin*, 1905, n° 22.

Houdas. — Cité par Huchard, *in* Thérapeut. appliquée de A. Robin

Huchard. — Article Digitale, *in* Traité de thérap. appliquée de A. Robin, fasc. X, 1898.

Traité clinique des maladies du cœur et de l'aorte, t. I 1899.

KAUFFMANN. — *Journ. de méd. vétérinaire de Lyon*, 1881.

KELLER. — *Journ. de pharm. et de chim.*, 1897.

KÉTLY. — Ueber den therapeutischen Wert des Digalens. *Thera peutische Monatshefte*, 1906.

KILIANI. — *Archiv. für Pharmacie*, t. CCXXXIII.

KLEMPERER. — Digalen. *Therapie der Gegenwart*, n° 1, 1905.

KOPPE. — Cité par Kottmann. In *Zeitsch. für klin. Medizin*, Bd. 56 1905.

KOLLICK. — Das Digalen in der Praxis. *Wien, neue Therapie*, 1903 n° 3.

Etwas über die Wirkung des Digalen. *Prager Med. Woch.* 1905, n° 18.

KOTTMANN. — Klinisches über Digitoxinum solub. Cloetta. *Zeitsch für klin. Medizin*, Bd. 56, 1905.

LAUMONIER. — Sur la digitoxine soluble de Cloetta. Communication à la Société de thérapeutique, 28 nov. 1906.

In *Presse médicale*, n° 96, 1er déc. 1906.

LIVIERATO. — Sull' azione del Digalen e sul valore in terapia. *Cron. d. Clin. Med. di Genova*, n° 18, 1905.

MAASS. — *Berl. klin. Woch.*, n° 40, 1905.

MANQUAT. — Traité élémentaire de thérapeutique, t. II, 1903.

MARINI. — Sull' azione del digalen. *Rivista crit. di clin. med.*, 1906, n°s 5-9.

MASIUS. — De l'emploi thérapeutique de la digitoxine. *Bull. de l'Acad. royale de méd. de Belgique*, 1894.

MAYET. — Les médicaments nouveaux : la digalène. *Province médicale*, 3 févr. 1906.

MENDEL. — *Therapie der Gegenwart*, sept. 1905.

MEURICE. — La digitoxine soluble dans le traitement des affections du cœur. *Annales de la Soc. de méd. de Gand*, vol. LXXXVI, p. 225.

NAUNYN. — Wirkung der Digitalis und ihre Bedeutung für die Therapie. *Münchener Med. Woch.*, n° 31, 1904.

Perrot. — A propos de l'action médicamenteuse des végétaux et de leurs principes actifs. *Bull. de la Soc. de thérap.*, 28 mars 1906.

Pesci. — Klinische Erfahrungen über das Digalen und insbesondere über seine wichtige, zweckmäfsige Anwendung in Form von intravenösen Injektionen. *Centralblatt f. in. Med.*, 1905, n° 44.

L'uso del Digalen nella polmonite. *La Rassegna di terapia*, août-sept., 1906.

Pitini e Di Pietro. — *Gazz. Sicil. di Med. et Chir.*, 1905.

Pouchet. — Leçons de pharmacodynamie et de matière médicale, t. IV, 1904.

Reitter. — Observations cliniques sur la digalène. *Wiener Med., Woch.*, n° 47, 1905.

Réneau. — Étude pharmacologique de la digalène. *Rev. de thérap.*, n° 21, 1906.

Di Renzi. — Note clinique sur la digalène. *Nuova Rivista Clinico terapeutica*, n° 7, 1905.

Romberg. — *Deutsche Med. Woch.*, n° 35, 1905.

Sasaki. — Experimentelle Untersuchungen über den Einfluss des Digalens auf das Froschherz. *Berliner klin. Woch.*, n° 26, 1905.

Schmiedeberg. — *Arch. für experim. Pathol. und Pharmacol.*, t. III, p. 16.

Schwartz. — *Arch. für experim. Pathol. und Pharmacol.*, Bd. 54, 1905.

Schwytzer. — Remarques sur le traitement digitalique. *Med. News*, n° 21, 1905.

Sée (G.). — *Bull. de l'Acad. de méd.*, janv. 1889.

Silvestri et Fiorio. — Fracastoro. *Gazz. med. Veron.*, 1905.

Solomon. — Analyse des préparations digitaliques en teneur de digitoxine. *New-York Med. Journ.*, 1901.

Soulier. — Traité de thérapeutique, 1892.

Thesen. — *Tidsskr. f. kemi og Farmaci*, n° 13, 1905.

Thurnheim. — *Przeglad Lekarski*, n° 33, 1905.

Treupel. — *Münch. Med. Woch.*, n° 41, 1905.

Umber. — Uber Digitalisbehandlung. *Die Therapie der Gegenwart*, 1906.

Vatin. — Emploi de la digitoxine. Th. de Nancy, 1895.

Vlach. — *Prager Med. Woch.*, 1906, n° 4.

Vlach. — Klinische Erfahrungen über Digalen. *Prager Med Woch.*, 1906, n° 4.

Walti. — Oberschäffelsheim. *Deutsche Arzte Zeitung*, n° 20 1904.

Erfahrungen mit digalen. *Deutsche Arzte Zeitung*, oct. 1904.

Weinberger. — Zur Digalentherapie. *Zentralblatt für innere Medizin.*, n° 27, 1905.

Wenzel. — Sull' azione terapeutica della digitossina. *Rif. Med.*, t. II, 1895.

Winckelmann. — *Therap. Monatsh.*, juillet 1905.

TABLE DES MATIÈRES

809 — Lyon, Imp. Rennes (Delaroche et Schuer) & C.

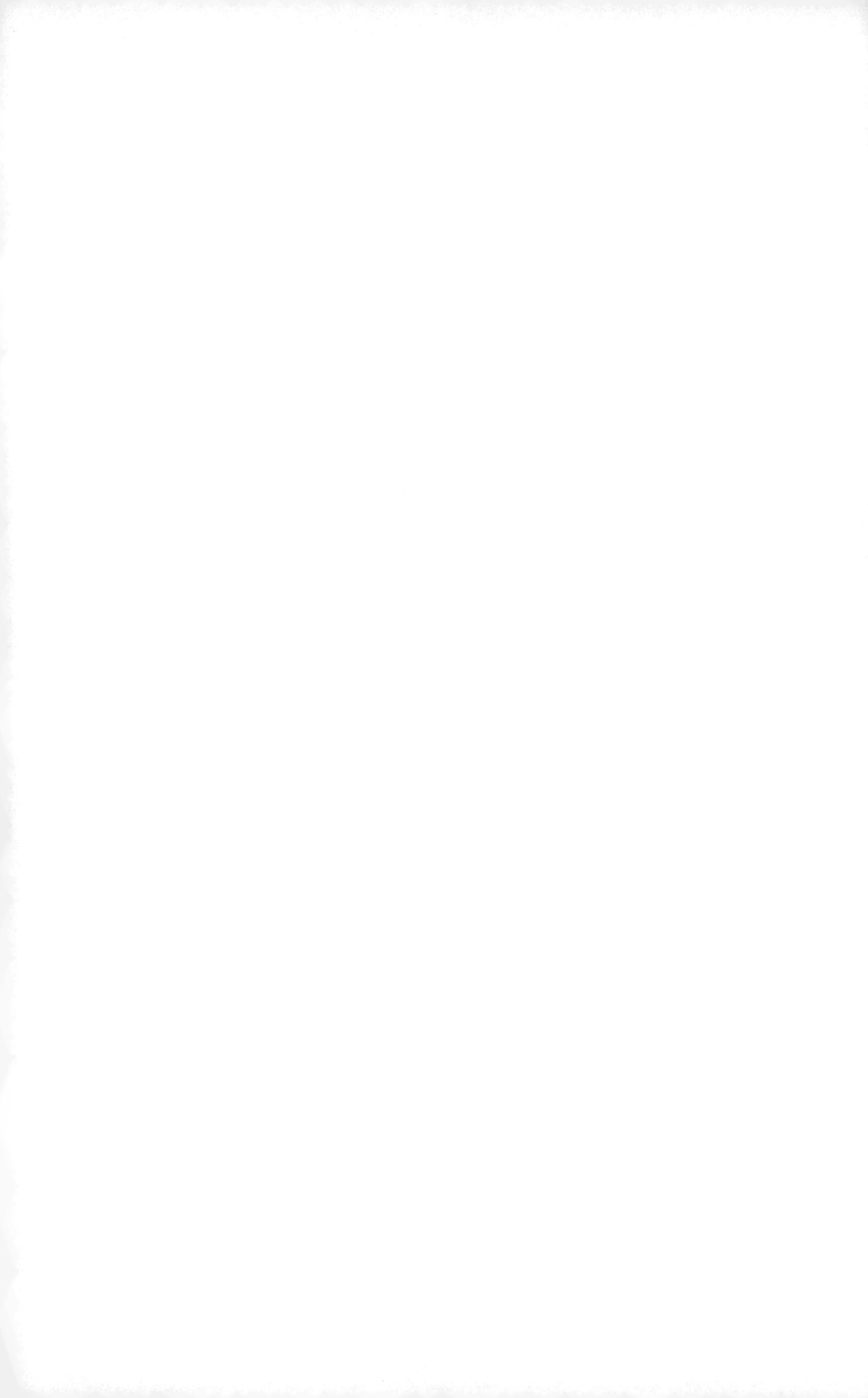